主　编　刘朝晖　张　岱

副主编　李　婷　肖冰冰

编　者　（以姓氏笔画为序）

王风娟（首都医科大学附属北京妇产医院）

王和舒琦（首都医科大学）

白会会（首都医科大学附属北京妇产医院）

冯旸子（首都医科大学）

刘朝晖（首都医科大学附属北京妇产医院）

米　兰（北京大学第一医院）

杜梦瑶（首都医科大学）

李　婷（首都医科大学附属北京妇产医院）

肖冰冰（北京大学第一医院）

肖卓然（首都医科大学）

何渊慧（首都医科大学附属北京同仁医院）

张　岱（北京大学第一医院）

张　展（首都医科大学附属北京妇产医院）

张　瑞（北京大学第一医院）

张双霞（首都医科大学附属北京佑安医院）

张晓宇（首都医科大学）

范琳媛（首都医科大学附属北京妇产医院）

尚　翔（首都医科大学）

尚晨光（首都医科大学附属北京妇产医院）

宗晓楠（首都医科大学附属北京妇产医院）

赵　敏（北京大学第一医院）

序一

　　20 世纪 70 年代，国外学者开始提出微生态学的概念，并在医学领域得到很快的发展。近十多年来，国内也开始重视该领域的建设，2005 年北京大学第一医院成立国内第一家"阴道微生态实验室"后，从此更多的实验室在有条件的医院陆续建立，以开展更多更深入的基础研究和临床应用，均取得了一定的成就。

　　人体有 5 个微生态系统，包括胃肠道微生态系统、口腔微生态系统、泌尿生殖道微生态系统、呼吸道微生态系统和皮肤微生态系统。女性生殖道微生态系统又是泌尿生殖道微生态系统的一个重要分支。妇产科门诊最常见的疾病是生殖道感染性疾病，包括细菌性阴道病、需氧菌性阴道炎、阴道毛滴虫病、外阴阴道假丝酵母菌病。在临床实践中，妇产科医生深有体会，虽然上述疾病的常规药物治疗有不错的近期效果，但对该类疾病的预防缺乏有效的方法。

　　多数妇产科医生尤其是基层医生缺乏有关女性生殖道微生态的基础知识，难以应用阴道微生态修复知识对患者进行更为有效的治疗和防止复发的措施，故普及此领域的知识很有必要。

　　目前国内尚缺乏系统的有关女性生殖道微生态的专著。本书的出版不仅为妇产科医生提供了此领域的基础理论，还可以帮助其提高临床实践能力。

　　此外，本书尚对女性生殖道其他感染性疾病如人乳头瘤病毒（HPV）感染及宫颈病变、性传播疾病如沙眼衣原体感染、生殖道支原体感染、淋病奈瑟菌感染、人类获得性免疫缺陷病毒感染、盆腔感染等疾病与阴道微生态之间的关系及其相互影响进行了深入论述。在其他领域中，关于常用避孕工具宫内节育器、女性常用的保健措施——阴道冲洗、体外受精的成功率、女性激素等与生殖道微生态的相互关系及其影响也进行了比较详细的论述，为医生在上述领域中的临床实践提供了有益的相关知识，并提高了其应对处理能力。

本书的各位编者在妇产科领域都有着丰富的临床和实践经验，并且在基础理论方面也有较深入的研究和探索。相信本书的出版必将促进临床实践的进步。

于北京大学第一医院

序二

早在 1892 年，德国妇产科医生 Doderlein 首次提出，健康女性的阴道菌群主要是由可产乳酸的革兰阳性杆菌并被命名为 Doderlein 杆菌即乳杆菌构成。自阴道乳杆菌被发现以来，人们对阴道微生态的研究不断深入。随着人体微生态理念的推出及完善，现有的阴道感染性疾病的治疗方法已经从原来的单纯治疗阴道炎症发展到了以恢复阴道微生态环境为主的治疗。

正常女性的阴道微生态环境是一个很复杂的动态系统，它受到很多因素的影响，包括解剖结构、微生物菌群、酸性环境、局部免疫以及内分泌调节等方面。阴道微生态环境特征或限制性微生态环境参数能够全面、准确地反映一个微生物群的整体特征以及阴道微生态的特征。阴道微生物群相互制约、相互协作，共同维持阴道微生态的动态平衡。阴道菌群的演替主要受细菌的生长繁殖及机体对其进行持续不断地机械性清除作用的影响。酸性微生态环境有助于耐酸、产酸的优势菌乳杆菌的生长与维持，也是人体对抗致病菌的微生态环境的重要限制性参数之一；黏膜屏障及局部免疫、内分泌系统在很多菌群失调或微生态疾病的病理生理机制中都扮演着关键的角色。上述阴道内限制性微生态环境参数的改变，将不可避免地导致阴道微生态甚至生殖生理代谢特点的改变。

随着临床应用的进步，越来越多的临床措施将会逐步成熟起来，这使得临床医生在实际工作中拥有更多的治疗"武器"。一方面，从病原学角度，阴道微生态失调与常见的阴道炎症之间可互为因果；另一方面，阴道微生态处于失调状态时，某些内源性菌群或致病微生物如大肠埃希菌、加德纳菌、B 族链球菌、假丝酵母菌、阴道毛滴虫等的定植会显著增加，从而与人乳头

1

瘤病毒（HPV）感染、宫颈病变及性传播疾病等的发生及复发密切相关。

女性生殖道菌群复杂性背后隐藏着什么样的"密码"？菌群演变与女性生殖道相关疾病病理过程有什么联系？如何进行诊断、治疗及预防，使菌群向有利于人体健康的方向演变？这些临床上的问题每天都可能遇到，常常令医务人员十分困惑，无从着手，同时这也是微生态学者一直以来十分关注的问题。

从阴道微生态恢复角度，重新认识阴道感染性疾病，全面评价感染及治疗后的阴道微生态状况，运用多种手段和措施来帮助女性恢复阴道微生态环境，将是我们今后治疗阴道感染的重要方法。

于北京大学第一医院

序三

在生殖道感染领域奋战了 20 多年，对于微生物，我实在太熟悉了，从一开始的天天打"小怪物"，逐渐发现它们相互之间存在的意义，慢慢地，我学着跟它们"做朋友"。凡事跟它们"商量"着来、尝试摸索着一些共处的机会。阴道微生态的研究工作最早就与临床工作密切结合，是建立在临床女性患者需求的基础之上，为改善临床疗效服务。

从女性患者的阴道微生物培养入手，使用各种方法分析阴道的微生物群，观察微生物群的变化，并与临床表现和治疗结果相对照。对于疑难病例，所有医生和微生态检测老师们一起研究阴道图片、分析菌群关系，建立了即时反馈机制，使得微生态检测技术逐渐成熟起来。在大家的共同努力下，2005 年北京大学第一医院成立了中国第一家"阴道微生态实验室"，正式作为临床检验应用于妇产科临床实践中，自此阴道微生态检测平台迅速在我国普及开来。

与此同时，基因组检测技术在阴道微生态分析研究领域也在飞速发展，已从简单的阴道微生物涂片、培养，迅速发展到核酸检测、代谢组及蛋白质组检测等。我们通过微观的检测技术越来越熟悉天天面对的阴道微生物，也有了越来越多的针对阴道微生态环境的调节方法，对阴道上皮、内分泌环境、菌群生物膜在阴道微生态中的探索也不断深入。现在所拥有可被临床应用的调节阴道微生态的手段、具体的应用技巧及模式还需要不停地摸索。

《女性生殖道微生态健康修复》是我们团队为临床妇产科医生推出的一本应用型书籍。本书在介绍整个女性生殖道微生态研究的最新进展的同时，还推荐了阴道微生态修复的实际应用策略。

谨以此书献给引领我走入这一神奇领域的导师、献给多年来一直坚守在抗生殖道感染一线的同道们、献给热心支持微生态研究工作的志愿者们，还有那些投入大量热情和汗水、默默无闻、认真做研究的学生们！

为了表达这份感谢，本书文后记载了 11 个为阴道微生态研究做志愿者的菌群案例，并将我们收集到的各种乳杆菌的培养和显微镜下图片展现给亲爱的读者们。

刘朝晖

于首都医科大学附属北京妇产医院

前　言

　　大约在 2002 年，廖秦平教授和刘朝晖教授有感于复发性外阴阴道假丝酵母菌病的治疗困难，认为应该深入研究阴道的微生态环境，提升阴道炎的治疗效果，自此开始了阴道微生态的研究。我有幸从一开始就参加了这项研究工作。阴道微生态的研究工作从初期就与临床密切结合，是建立在临床需求的基础之上，每一项指标都是为临床疗效服务的。在最初的研究中，我们从阴道微生物培养入手，使用各种方法分析阴道的微生物群，观察微生物群的变化，并与临床表现和治疗结果相对照。对于疑难病例的微生态检测，实验室技术人员和临床医生建立了即时反馈机制，微生态检测技术不断根据临床需求微小迭代，逐步成熟起来。

　　经过近 20 年的发展，目前以革兰染色平台为主要检测手段的阴道微生态检测已经迅速在我国普及开来。2016 年，中华医学会妇产科学分会感染性疾病协作组推出了《阴道微生态评价的临床应用专家共识》，对我国阴道微生态检测提出了指导性的意见，进一步推广了阴道微生态检测技术的开展，大大提升了我国生殖道感染的诊断水平，进而促进了我国新版《混合性阴道炎诊治专家共识》的推出。

　　此外，在 2007 年人类微生物基因组计划推出后，基于基因组检测技术的女性生殖道微生态分析技术也飞速发展起来。女性生殖道微生态包括了阴道、宫颈及上生殖道部位的微生态，其中人们对于阴道微生态的认识更多一些，同时对于阴道微生态环境的调节手段也在不断推陈出新。对于阴道微生态的研究，现在已经不仅仅局限在阴道的微生物组，还发展到代谢组、蛋白质组等领域。阴道上皮、内分泌环境、阴道内的生物膜对于阴道微生态的影响也不断深入。微生态调节制剂的发展更是一日千里，我们现在已拥有了更多调节阴道微生态的手段。

《女性生殖道微生态健康修复》是一本为临床医生推出的应用型书籍，便于读者快速了解阴道微生态研究的最新进展，并从阴道微生态修复的策略推荐中受益。本书的主旨是帮助临床医生分析纷乱复杂的阴道微生态环境，选择适合患者的微生态调节手段，以获得更佳的临床效果。希望本书能够成为广大医务人员的案头常备书。

于北京大学第一医院

目录

第一章　概述

第二章　阴道内乳杆菌的修复

第三章　微生态调节剂在阴道微生态中的应用现状

第四章　阴道黏膜的修复

第五章　阴道酸性环境的修复

第六章　阴道免疫环境的修复

第七章　女性内分泌调整在阴道微生态修复中的作用

第八章 阴道微生态修复对人乳头瘤病毒感染及宫颈病变的影响

第九章 阴道微生态修复对性传播感染的影响

第十章 阴道微生态修复对盆腔感染的影响

附录

第一章 概述

健康人体是一个特殊的生态系统，数以亿计的微生物共存于人体，构成了人体独特的微生态系统。人体微生态系统包括胃肠道微生态系统、口腔微生态系统、泌尿生殖道微生态系统、呼吸道微生态系统和皮肤微生态系统。泌尿生殖道微生态系统中的阴道微生态是女性正常生态系统的重要组成部分，近年来发展迅速，相关研究众多。人们不仅从微生物的种类、数量分析阴道的微生态系统，还研究各种微生物的代谢产物、它们与阴道上皮的关系，从人体内分泌系统和免疫系统的角度探讨微生物与人体的相互作用。

1. 什么是正常的阴道微生态?

女性阴道微生态系统是人体微生态系统之一，健康女性的阴道内可能存在的阴道菌群菌种包括革兰阳性需氧菌及厌氧菌如乳杆菌、棒状杆菌、非溶血性链球菌、肠球菌及表皮葡萄球菌；革兰阴性需氧菌及兼性厌氧菌如加德纳菌、大肠埃希菌及摩根菌；专性厌氧菌如消化球菌、消化链球菌、类杆菌、动弯杆菌、梭杆菌及普雷沃菌；支原体及假丝酵母菌。即存在多种细菌、真菌、支原体及假丝酵母菌等。阴道菌群与宿主之间及菌群与菌群之间保持着一种动态平衡状态。当这种平衡状态被打破时，即发生各种类型的阴道感染性疾病。维护阴道微环境的生态平衡能在一定程度上预防各种阴道感染性疾病的发生，而恢复阴道微环境的生态平衡是治愈阴道感染性疾病的最终目标。

正常的育龄女性阴道微生态系统表现为以乳杆菌为主导的阴道内的微生物菌群，阴道 pH 值在 3.8~4.5 之间，黏膜无充血等炎性反应表现。

2. 阴道微生态包括哪些方面?

人们最初了解微生物是从显微镜开始的，继而出现的微生物培养技术提高了人们对微生物的认识，随着科技的发展，人们对于微生物的认识进入到了基因组阶段。人体中的微生物基因总量是人体基因总量的十倍。

阴道微生态并不仅仅指的是阴道菌群，尽管菌群是阴道微生态中最重要的部分。阴道微生态是微生物群体以及它们的栖息环境的总称。

阴道是一个腔道器官，内表面覆盖着复层鳞状上皮，不仅仅是光滑的有大量褶皱，其上还栖居着阴道内的微生物群。富有弹性的阴道壁通常紧紧贴合在一起，使阴道内维持相对厌氧的环境；阴道上皮内的糖原提供了微生物生长的养分。通常以乳杆菌为主导的微生物群体将糖原代谢为乳酸，使阴道处于酸性环境，这种环境能够避免阴道炎症、减少获得性传播感染病原体的机率，甚至防止早产。阴道内的上皮在炎症因素的刺激下还能够聚集免疫细胞分泌炎症因子并参与非特异或特异性免疫。

阴道内环境的变化与雌激素水平密切相关，雌激素是影响阴道内环境的关键因素。雌激素水平高能够增加阴道上皮的厚度以及上皮内糖原的含量。儿童期、哺乳期、绝经期的阴道微生物与育龄期非孕状态女性的阴道微生物差异较大，说明雌激素水平的变化影响着阴道微生态。

因此，阴道的微生态是由阴道的解剖形态、组织结构、人体的内分泌状态、阴道内的微生物群综合在一起形成的一种系统。

3. 为什么要修复阴道微生态环境?

阴道微生态环境与女性的健康密切相关。女性生活中存在很多诱导阴道微生态失衡的因素，通常会表现为不同程度的乳杆菌属减少，以及其他微生物的增加。在细菌性阴道病（bacterial vaginosis，BV）为厌氧微生物群的增殖；在需氧菌性阴道炎（aerobic vaginitis，AV）常常为需氧菌的大量增殖，也有混合菌群的增殖。阴道微生态的变化不仅表现为阴道微生物群发生了变化，同时阴道的代谢产物也发生了变化，pH 值通常会升高，大于 4.5。这种状态会导致阴道内形成有利于条件致病菌生长的环境，阴道内菌群多样性增加，整体阴道环境抵抗力下降，有利于感染性疾病微生物、人类免疫缺陷病毒（human immunodeficiency virus，HIV）、人乳头瘤病毒（human papilloma virus，HPV）的传播，对于孕妇来说易出现早产等危害。

因此，阴道微生态紊乱发生后应该及时关注阴道微生态的变化，并进行及时修复，这样女性的健康才可能不受影响。

4. 阴道微生态的影响因素主要有哪些?

阴道微生态受多种因素的影响，主要包括两方面：与雌激素水平相关的因素和行为因素。

年龄的影响与雌激素水平密切相关，雌激素通过影响阴道内的上皮糖原含量改变阴道微生物群。胎儿时期阴道内通常是无菌的，分娩时新生儿会接触到母体的阴道菌群，这对于建立婴儿的正常微生态有重要作用。儿童期，女宝宝体内保持着低雌激素状态，阴道 pH 值保持中性或碱性，阴道内微生物群主要有棒状杆菌属（78%）、表皮葡萄球菌（73%）以及支原体属等的定植。青春期，女性体内雌激素水平增高，阴道菌群逐渐过渡到以乳杆菌为主。在育龄女性中，阴道一直保持着酸性环境和乳杆菌属成为优势菌，月经和性活动会影响阴道微生物群的稳定性，原因是雌激素水平下降，pH 值接近中性，乳杆菌生长受到抑制，但伴随着月经周期雌激素水平的升高，阴道微生物群又逐渐变得更稳定。随着雌激素水平下降直至绝经，乳杆菌的优势也逐渐变小。在绝经后女性中，其阴道 pH 值会再度升高，肠道细菌成为阴道内的优势菌群。一项研究检查了 19 名应用激素替代治疗的绝经后女性的微生物群组成，用药 3 个月后，阴道拭子分析结果显示，所有患者阴道内都检出乳杆菌，尤其是惰性乳杆菌和卷曲乳杆菌。

心理压力对女性下生殖道也会产生影响。动物模型显示持续暴露于社会心理压力会导致下丘脑 – 垂体 – 肾上腺和交感 – 肾上腺 – 髓质轴的兴奋，会减少阴道上皮内糖原的含量，从而影响阴道菌群。

很多研究显示种族也是影响阴道菌群的一个因素，原因尚不完全清楚，推测由宿主决定的遗传差异可能会控制阴道群落中物种的组成。美国有研究显示，BV 的发生与黑人种族有关，并且即使在使用与性行为相关的变量和其他混杂因素进行校正后，这种关联仍然存在。黑人女性具有更大的微生物多样性且乳杆菌低定植。在撒哈拉以南非洲国家进行的其他研究中发现，与欧洲或亚洲血统的女性相比，非洲女性阴道菌群中卷曲乳杆菌的比例较小，以惰性乳杆菌及兼性混合厌氧菌为主。

行为因素中最重要的是性行为，而生活习惯、避孕方式也会对女性阴道微生态产生影响。另外营养状态对于女性微生态也有一定影响。

性行为是阴道微生态最重要的影响因素。性交次数多、多性伴、新性伴均与 BV 的发病相关。维持无保护性行为与 BV 患病和复发性 BV 的风险（超过两倍）相关，这与健康乳杆菌的数量和存在呈负相关。已有研究发现，BV 与女性性伴之间存在着显著关系：与异性性行为的女性相比，同性恋关系中的女性似乎面临更大的风险，当接受性肛交后立即再进行阴道性交时，这种关联与 BV 直接相关。

在几项流行病学研究中，吸烟与 BV 患病率增加也有关，有时还呈剂量依赖性。最近，一项横断面研究比较了吸烟者和非吸烟者的阴道代谢物。吸烟与阴道代谢物的差异有关。在归入群落状态类型（community state types，CST）- Ⅳ型阴道菌群的女性中，吸烟者的生物胺含量较高，这些胺会影响感染性病原体的毒力并导致阴道异味。

使用女性卫生用品（包括使用卫生棉条）可能会改变阴道免疫屏障，从而影响细胞完整性。国内外研究均显示阴道冲洗与 BV 的获得有关。抗菌药物的不当或长期使用会进入阴道导致阴道微生态系统的改变。

避孕方法也是影响阴道微生态的重要因素。常用的避孕药物中多数含有小量的雌激素，研究表明口服避孕药的使用与 BV 流行率的降低之间存在稳定的关系。然而，也有人观察到，避孕药会减少阴道乳杆菌的数量，并且在一些研究中显示增加感染和传播 HIV 的风险。近期研究显示使用激素避孕药在 6 个月内没有改变阴道微生物群，而使用带铜宫内节育器与 BV 及其相关微生物群（包括阴道加德纳菌及阿托波菌）的风险增加有关。

营养因素对于阴道微生态的影响也逐渐被人们所关注。有研究认为孕期亚临床铁和维生素 D 缺乏与 BV 风险增加有关。另一项针对 HIV 感染或有感染风险的女性的大型横断面研究表明，较低的血清维生素 A、C、E 和 β-胡萝卜素浓度与 BV 相关，而较低的铁状态与假丝酵母菌定植率增加有关。血糖负荷与 BV 的进展和持久性有关，同时 BV 在流行病学上也与肥胖有关。

5. 阴道内的环境适合什么微生物生长？

阴道是一个腔隙，受前面的膀胱和后面的直肠挤压，为一个瘪瘪的通道，氧分压相对较低，因此阴道内生长的微生物主要是厌氧或者兼性厌氧的微生物，一般来说育龄女性的阴道菌群以乳杆菌为主，兼有其他厌氧微生物，离阴道口越近，氧含量越高，检出需氧细菌的机率也越高。

雌激素水平较高时，阴道上皮内糖原丰富，有利于乳杆菌生长繁殖，乳杆菌代谢糖原成为乳酸，使阴道处于酸性环境，因此阴道内环境有利于对酸性环境耐受良好的微生物生长。

除细菌外，阴道内还有可能检出支原体和真菌。通常解脲支原体检出的机率较高，对于健康育龄女性来说，解脲支原体亚型微小脲原体检出的机率最高，可超过 50%。另外，阴道中还有少量的假丝酵母菌，通常以孢子形态存在。

6. 分子生物学发现的阴道内菌群环境大致分为几类？

2011 年，Ravel 等首先提出阴道菌群大致分为 5 类，以 CST 命名。包括 CST Ⅰ以卷曲乳杆菌（*Lactobacillus crispatus*）为主，CST Ⅱ以加氏乳杆菌（*L. gasseri*）为主，CST Ⅲ以惰性乳杆菌（*L. iners*）占主导地位，CST Ⅳ为多种菌，CST Ⅴ以詹氏乳杆菌（*L. jensenii*）占主导地位。2020 年，该团队提出了新的分类，确定了 7 个 CST 共 13 个亚类，其中 4 个具有相对丰度较高的乳杆菌属物种。这 7 个 CST 可以进一步细分为 13 个子 CST。为了与以前的研究保持一致，命名如下：CST Ⅰ以卷曲乳杆菌为主，CST Ⅱ以加氏乳杆菌为主，CST Ⅲ以惰性乳杆菌占主导地位，CST Ⅴ以詹氏乳杆菌占主导地位。其中，由于 CST Ⅰ和 CST Ⅲ比 CST Ⅱ和 CST Ⅴ更常见，两者分别分为两个子 CST，用 A 和 B 表示。"A"版本代表具有较高相对丰度的焦点物种的样本，"B"版本代表该物种相对丰度稍低的样本。另外三个乳杆菌相对丰度不高的 CST，称之为 CST Ⅳ–A、CST Ⅳ–B 和 CST Ⅳ–C。CST Ⅳ–A 具有较高相对丰度的 *Candidatus Lachnocurva vaginae*（以前称为 BV 相关细菌 1 即 BVAB1）和中等相对丰度的阴道加德纳菌（*Gardnerella vaginalis*）；CST Ⅳ–B 具有高丰度的阴道加德纳菌和低丰度的 *Ca. L. vaginae*，CST Ⅳ–A 和 CST Ⅳ–B 都具有中等相对丰度的阴道阿托波菌（*Atopobium vaginae*）。CST Ⅳ–C 的样品中乳杆菌属、阴道加德纳菌、阴道阿托波菌及 *Ca. L. vaginae* 的相对丰度均较低，其特点是富含多种兼性和严格厌氧菌。因此可进一步将 CST Ⅳ–C 分为 5 个子 CST，包括 CST Ⅳ–C0 具有中等数量普雷沃菌属（*Prevotella* spp.），CST Ⅳ–C1 以链球菌属（*Streptococcus* spp.）为主，CST Ⅳ–C2 以肠球菌属（*Enterococcus* spp.）为主，CST Ⅳ–C3 以双歧杆菌属（*Bifidobacterium* spp.）占优势，CST Ⅳ–C4 以葡萄球菌属（*Staphylococcus* spp.）占优势。CST Ⅳ–C 的样本约占总体的 6%。

7. 阴道炎的反复发作归根结底是因为什么？

阴道炎复发在临床上非常普遍，最常见的为外阴阴道假丝酵母菌病（vulvovaginal candidiasis，VVC）的复发，复发性 VVC（recurrent vulvovaginal candidiasis，RVVC）约占 5%；另外是 BV 的复发，BV 的复发在 12 个月内可以接近 60%；阴道毛滴虫病（trichomoniasis），也就是通常说的滴虫性阴道炎（trichomonas vagintis，TV），该病的复发相对少见，通常见于阴道毛滴虫对硝基咪唑类耐药，一般不高于 5%；在我国《需氧菌性阴道炎诊治专家共识》和《混合性阴道炎诊治专家共识》中也都指出，治疗困难、易于复发是 AV 以及混合性阴道炎的重要特点。

阴道炎的复发主要与两方面原因相关，首先是致病微生物未能得到充分抑制或治疗不彻底，比如抗菌药物不敏感、耐药、产生生物膜等；其次是促发致病微生物繁殖的环境未能脱离，阴道微生态未能恢复。

8. 如何修复阴道微生态? 应该注意些什么?

正常的育龄女性阴道微生态主要表现为无症状、阴道呈酸性环境、阴道内以乳杆菌为主导的菌群环境、黏膜无炎性反应等。

阴道微生态严重异常时主要表现为各类阴道炎，多数有比较明显的症状，在这一阶段多数选择使用抗菌药物抑制病原微生物的生长，部分患者在病原微生物抑制的同时微生态也能同步恢复，这类患者不需要特殊的微生态修复措施。

但也有部分患者阴道微生态轻度异常不足以诊断阴道炎，或者在阴道炎的治疗随访过程中发现微生态未能恢复正常，这些患者是否需要干预还需结合具体临床情况来分析。如果患者伴随有临床症状或者是阴道炎反复发作人群都建议进行微生态调整。

微生态的修复可以使用多种方法，在治疗期间，患者务必定期随访，进行微生态检查，根据情况调整治疗方案。

9. 阴道微生态修复包括哪些内容?

阴道微生态的修复目标首要是改善患者的症状，使疾病迅速得以缓解；其次为调整阴道菌群至正常，避免今后复发。

阴道微生态异常比较严重时表现为各类阴道炎症，常见的症状包括外阴瘙痒、外阴灼痛、阴道分泌物增多、分泌物异味等。症状的出现通常是由于病原微生物大量增殖，造成阴道壁损伤和炎症，分泌物增多对外阴产生刺激症状等。因此，缓解症状的常用措施包括口服或局部应用抗菌药物抑制病原微生物繁殖，清洗外阴减少分泌物的刺激作用，减轻黏膜炎性反应，进而促进阴道黏膜修复。

通过使用这些措施，患者的症状得到缓解，但阴道菌群异常并不一定能同步修复，所以患者容易出现炎症的反复发作，因此在这个阶段一定要注意阴道菌群的调整，以恢复乳杆菌为主导的微生态环境为目标，减少以后的复发频次。

10. 阴道微生态修复有哪些手段和方法？

阴道微生态的修复需要根据菌群状况决定使用手段和方法。常用的手段包括使用抗菌药物、补充阴道酸性物质和乳杆菌制剂、调整益生元、移植整体阴道菌群。

使用抗菌药物是阴道炎治疗中最常用的方法之一，可以针对性地抑制阴道内的致病微生物，比如甲硝唑能够抑制阴道内厌氧菌的增殖，抗真菌药能够抑制阴道内真菌的增殖。由于阴道内微生物群复杂程度较高，所以抗菌药物的应用通常要参照阴道分泌物的检验结果，这与一般感染部位使用药物情况有较大差别。阴道菌群紊乱抗菌药物治疗后复发率高也是一个非常明显的问题，有关于 BV 复发的研究表明，BV 复发的主要原因是不同菌种对硝基咪唑类药物的耐药不同，另外，阴道微生物形成的生物膜也会影响抗菌药物的渗透导致治疗失败。在治疗复发性 BV 时，抗菌药物的使用目前主要倾向于延长疗程以及长时间阴道内用药巩固（16 周）。

补充阴道酸性物质也是常用的阴道微生态调节方法。育龄女性阴道菌群以乳杆菌为主，乳杆菌代谢上皮内糖原生成乳酸，使阴道内环境呈酸性，pH 值通常低于 4.5，酸性环境有利于乳杆菌生长。出现阴道炎时，阴道 pH 值多数会升高，当患者出现 BV 时 pH > 4.5 是诊断标准之一，AV 患者以及 TV 患者的阴道 pH 值常常都大于 5。美国疾病控制与预防中心（Center for Disease Control and Prevention，CDC）发布了性传播感染的诊治指南，指南中针对 RVVC 的治疗，采用了 600mg 硼酸胶囊调整阴道内环境使之呈酸性的方案。国内也有相关研究证明，单独使用弱酸性洗液阴道灌洗对于 BV 以及需氧菌性阴道炎治疗均有疗效。

阴道微生态异常通常是阴道乳杆菌缺失或者功能受损，补充乳杆菌是医生最常想到的微生态调节手段，但是阴道微生态的复杂性使得这种手段并没有想象中那么简单。阴道补充乳杆菌制剂可能会因个体差异受到很大的限制。目前使用乳杆菌制剂补充调整阴道微生态主要有两种方法：口服间接补充和阴道直接补充。乳杆菌菌种包括嗜酸乳杆菌（*L. acidophilus*）、卷曲乳杆菌、罗伊乳杆菌（*L. reuteri*）、鼠李糖乳杆菌（*L. rhamnosus*）、德氏乳杆菌（*L. delbrrueckii*）等。口服乳杆菌的优势是方便、依从性高，有研究报道口服乳杆菌对妊娠期女性的阴道菌群无明显影响。补充乳杆菌的主要问题是在治疗结束后很难在阴道内检测到所补充的乳杆菌，这意味着补充的乳杆菌未能在阴道内定植，也许乳杆菌除了定植外还可通过占位性保护、发挥免疫作用等方面对阴道微生态起到了修复作用，而阴道最终会有自己适合的乳杆菌定植下来。对于乳杆菌制剂随机、安慰剂对照的研究显示，阴道使用卷曲乳杆菌能够改善 BV 的复发，治疗方案为在第 1 周连续每天使用 4 剂卷曲乳杆菌，随后每周两次，持续 10 周。通过这一方案可以看出，乳杆菌对于复杂感染阴道微环境的调整需要较长时间。

Cochrane 系统评价评估了益生菌治疗非孕妇 VVC 的效果。10 项随机对照试验（1656 名参与者）研究了口服和阴道途径使用益生菌作为抗真菌药物辅助治疗的影响，得出的结论是益生菌略微提高了临床治愈率和真菌学治愈率，并降低了 1 个月复发率。然而，并未观察到益生菌给药对持续临床治愈率或真菌学治愈率（治疗后 3 个月评估）的影响。

阴道微生态的调整还可以通过促进乳杆菌的生长来进行。与肠道菌群生长的概念类似，益生元是能够促进特定菌群生长的物质，最常用的包括雌三醇、糖类、中成药补充。通常，这一类措施很少单独应用于阴道微生态的调整，与其他措施联合使用较为常见。雌激素能够增加阴道上皮的糖原，有利于乳杆菌生长。雌三醇由于阴道吸收率低，对子宫内膜影响小而最常被选用。糖类作为乳杆菌生长的益生元，也常常被用来作为阴道微生态调节剂。中成药作为我国特有的治疗措施，成分复杂，含有多种糖类物质，在阴道炎的治疗中显示具有改善症状、调整阴道微生态的作用，比如保妇康栓、复方沙棘籽油栓在治疗 BV 的研究中显示能够降低 Nugent 评分，改善阴道微生态环境。

与阴道微生态相比，对于肠道微生态研究更为深入，粪便微生物群移植的使用已成功治疗复发性艰难梭菌感染，这对于难治性阴道炎症的阴道微生态的调整也给予了重要提示。2019 年发表的一篇研究首先使用健康人的阴道菌群移植（vaginal microbiome transplantation，VMT）针对 5 名复发性和对抗菌药物无反应性的 BV 患者。这个探索性研究开创了 VMT 先河，给未来难治性阴道微生态异常的治疗提供宝贵的研究经验。

（米兰　张岱）

扫码查看
参考文献

第二章 阴道内乳杆菌的修复

随着对阴道微生态的认知逐渐深入，人们越来越多地认识到乳杆菌对阴道微生态健康有着重要的作用，其产乳酸及产过氧化氢（H_2O_2）等作用可有效抑制有害菌的定植、侵袭，维持阴道内菌群稳定。因此，阴道感染性疾病的治疗策略也逐渐不再只是抑制有害菌，更应注重重建健康的阴道菌群，即阴道内乳杆菌修复，有关乳杆菌制剂的研发与使用也逐渐成为热点。乳杆菌制剂应用于人体微生态治疗已有较多产品和相关研究，但主要局限于肠道微生态治疗领域，有关阴道乳杆菌修复的研究相对较少。本章主要从阴道内乳杆菌制剂的使用、临床应用研究及目前我国学者针对阴道乳杆菌的基础研究三个维度介绍阴道内乳杆菌应用于治疗阴道感染性疾病、纠正阴道菌群紊乱的相关问题，旨在为阴道内乳杆菌修复相关研究提供参考。

第一节 阴道内乳杆菌制剂的使用

11. 为什么要恢复阴道内乳杆菌？

阴道微生态体系由阴道内的微生物菌群、内分泌调节系统、阴道解剖结构和局部免疫系统四大部分组成。其中，阴道内正常的微生物菌群是阴道微生态研究的核心内容，它们与宿主、环境相互制约，相互协调，保持阴道微生态体系的动态平衡。乳杆菌是阴道微生态体系的优势菌群，通过黏附、定植、免疫调节、分泌活性物质来维持阴道菌群的生态平衡。

阴道感染时大多存在阴道微生态失衡状态，恢复阴道微生态平衡是阴道感染治疗的最终目标之一。对于阴道感染，除按照《外阴阴道假丝酵母菌病（VVC）诊治规范修订稿》《细菌性阴道病诊治指南》《阴道毛滴虫病诊治指南》《需氧菌性阴道炎诊治专家共识》等各种阴道感染诊治指南进行针对病原微生物的药物治疗外，还应该通过应用各种黏膜修复剂帮助修复阴道黏膜，应用阴道微生态制剂恢复以有功能的乳杆菌为主的弱酸性环境，促进阴道微生态的平衡和免疫调节，减少阴道感染的反复发作。

长期以来，传统的单纯抗菌治疗虽能在短时间内杀灭致病菌，但往往治疗周期长、患者依从性差、效果不佳及复发率高，而继发感染未消除及阴道微生态平衡未恢复是复发的关键。因此，目前多提倡联合应用抗菌药物和益生菌或益生元，采用高效敏感的抗菌药物及时杀灭致病菌、有效抑制致病菌继续增殖，同时积极补充益生菌或益生元促进阴道恢复微生态平衡，防止复发和继发感染。所以，在阴道感染的治疗中，乳杆菌制剂的正确使用已成为临床医生非常关注的问题。

12. 阴道内有哪些乳杆菌？

女性阴道是一个连接子宫与外界的管道，其开口与尿道口及肛门距离较近，因此容易受到微生物的感染。目前认为，健康的女性阴道微生态主要以乳杆菌为优势菌群。

寄生于人体阴道内的乳杆菌属有 20 余种，其中最常见的 4 种乳杆菌为卷曲乳杆菌、加氏乳杆菌、詹氏乳杆菌和惰性乳杆菌。

乳杆菌主要通过产乳酸及产 H_2O_2 等抑制其他杂菌的定植和生长。在产乳酸方面，卷曲乳杆菌的产乳酸能力最强，其次为加氏乳杆菌和詹氏乳杆菌，惰性乳杆菌产乳酸能力较差。而在产 H_2O_2 方面，惰性乳杆菌不能产生 H_2O_2。因此健康女性阴道优势菌以卷曲乳杆菌最常见。而惰性乳杆菌则多与致病菌等具有共现性，并且其对生殖道健康的保护作用尚存争议。

妊娠期女性阴道微生态因激素水平、血液循环、生活习惯、性行为等方面的改变而受到影响。有研究发现，女性妊娠以后阴道内 4 种乳杆菌的相对丰度会升高，而相应的其他杂菌种类明显减少。

13. 不同乳杆菌的作用一样吗？哪种乳杆菌更好？

阴道内乳杆菌维持阴道自净和抗感染的主要机制包含以下几方面：首先，黏附于阴道上皮细胞并竞争性拮抗致病菌，有研究表明乳杆菌对阴道上皮细胞受体的亲和力高于阴道加德纳菌，因此可以竞争性拮抗阴道加德纳菌与阴道上皮细胞受体的结合，从而具有拮抗病原体的能力。其次，通过产生 H_2O_2 对不产生或产生较少 H_2O_2 酶的微生物有毒性作用。第三，分解糖原成为有机酸，维持阴道的 pH 值在 3.5~4.5 之间，乳杆菌的产酸能力与其抑菌能力呈正相关。研究表明卷曲乳杆菌的产酸能力较强，对于维持阴道酸性环境至关重要。

此外，惰性乳杆菌近年来才被人们认识，主要原因是其不能在培养乳杆菌的 MRS 和 Rogosa 培养基上生长，新近研究表明，惰性乳杆菌在妊娠期、更年期或者是接受抗菌药物治疗等情况下占绝对优势，其可能为 BV 和健康状态转变过程中的优势菌，但该菌种也有可能是乳杆菌家族中相对抗菌能力较差的一种，提示阴道环境的稳定性差。

综上所述，健康育龄期女性阴道菌群表现为以乳杆菌占绝对优势（尤以卷曲乳杆菌为主）、同时多种细菌共同存在的一种稳态。这对于机体状态及阴道非特异性感染等相关疾病的评估有重要意义。

14. 目前国外和国内应用的乳杆菌制剂有哪些？

国外市场上已有多个用于女性阴道健康的产品（栓剂、片剂等）在销售，例如 Craig R. Cohen 等实验中使用的脆乳杆菌 CTV-05（Lactin-V），属于卷曲乳杆菌制剂。欧洲有研究者分析了用于阴道的片剂产品中的乳杆菌菌株，结果发现 3 种不同的乳杆菌菌株（包括短小乳杆菌、加氏乳杆菌和唾液乳杆菌的特定菌株）具有优良的特性：黏附于人体上皮细胞，产生较高水平的 H_2O_2 和细菌素，并可对抗白假丝酵母菌及其他病原体。还有一种口服益生菌补充剂（胶囊）在欧美和亚洲部分国家上市，用于维持女性阴道微生态菌群平衡及用于女性阴道感染的防治。该产品是由两个经临床证实的乳杆菌菌株（鼠李糖乳杆菌 GR-1 和罗伊乳杆菌 RC-14）的组合。若干临床试验都证实了口服该益生菌补充剂与使用益生菌阴道栓剂有类似的功效。同时，口服益生菌补充剂还可调整胃肠道菌群，维持肠道屏障的完整性，预防感染或过度炎症反应，进一步提高了整个机体对感染的抵抗力。

目前，女性 BV 患者经过抗菌药物治疗后，补充阴道内乳杆菌来恢复阴道正常微生物菌群是一种常见的方法。中国大连医科大学微生态研究所研究并发明了中国第一个乳杆菌活菌胶囊，在 BV 等相关阴道感染的治疗中取得较好的疗效。该制剂所使用的益生菌属于德氏乳杆菌乳酸亚种的特定菌株，能产生 H_2O_2，黏附于阴道黏膜上，对菌群失调性阴道感染等有一定的疗效。

15. 常用乳杆菌制剂的保存方法有哪些?

阴道用乳杆菌为活菌制剂，保存过程中需要考虑到如何保持菌体活性的问题，对保存条件和方法有特殊要求。以我国目前上市的唯一一种阴道乳杆菌活菌制剂（定君生）为例，其每粒胶囊含德氏乳杆菌 $\geq 2.5 \times 10^5$CFU，该制剂需要在 2~8℃环境下避光保存。目前国内已有学者着手研究可常温下保存的阴道用乳杆菌活菌制剂。

16. 为什么生产一种阴道用乳杆菌制剂这样难?

阴道用乳杆菌为活菌制剂，理想状态下可通过补充益生菌的方式调整菌群结构，从而改善阴道微生态紊乱的状态，达到治疗甚至预防阴道相关感染性疾病的目的。与传统口服或外用药物相比，生产一种阴道用乳杆菌制剂更加复杂和困难。

以目前中国唯一的阴道乳杆菌胶囊的相关研究为例，其研制过程需要多阶段、多方面的研究。

（1）基础研究阶段　需要进行微生物学实验、微生态学实验和生产工艺研究实验。

①微生物学实验：主要目的是为选择适宜菌种，主要过程如下。

选种：选种标准包括菌落形态、菌体形态、革兰染色、生长状态、需氧程度、生化反应、乳酸产量及黏附性。

菌种鉴定。

生物学特性：包括培养特性、生化特性、耐药性、质粒、产 H_2O_2 及产乳酸能力。

②微生态学实验：主要包括黏附性、对其他菌（特别是致病菌）黏附性的影响、动物模型研究、试管内生物拮抗作用、定植试验、人体观察。

③生产工艺研究实验：主要目的是为研制适合大规模生产的方法。需进行摇瓶试验（确定培养温度、pH 值、培养时间、培养基等基本参数）、生物反应器试验（确定影响菌株产量的因素及最优条件）、大罐发酵（确定大规模生产工艺的具体方法）3 个阶段。

（2）临床研究阶段　需进行严格评定，对阴道感染性疾病的治疗效果及不良反应等进行描述。

除此之外，因阴道用乳杆菌为活菌制剂，运输、保存、使用都有其特殊性，环境条件的改变都可能导致菌体活性降低，效果欠佳。它与其他药物（如广谱抗菌药物）联合使用时也可能影响其疗效。

目前，我国已有学者着手研究选用卷曲乳杆菌作为菌种的阴道用乳杆菌活菌制剂，该制剂有望成为能够常温保存的阴道用乳杆菌活菌制剂。

17. 乳杆菌制剂的应用途径有哪些?

酸奶是日常生活中最常见的含有活性益生菌的一种乳制品，酸奶中的益生菌虽然也有乳杆菌，但成分含量是不能与益生菌制剂相比的。而口服益生菌虽然可以改善全身的微生态环境，但不如局部给药更有针对性。阴道给药不受胃酸破坏及胃肠吸收的影响，克服了传统给药的首过效应，从而减少用药剂量、增加药物吸收率，较口服药物的用药频率更低，而且还可以优先选择阴道优势乳杆菌。所以，临床上用来调节阴道微生态的乳杆菌制剂最常用的方式是阴道给药。

18. 在阴道炎治疗过程中，乳杆菌制剂的应用该注意些什么？

乳杆菌制剂的使用目的主要在于促进阴道微生态的平衡和免疫调节，减少阴道感染的反复发作。临床上，在 BV、VVC 以及菌群异常等阴道感染的治疗中，乳杆菌制剂起着不可忽视的作用。

阴道乳杆菌活菌胶囊使用时要注意药物的禁忌：①治疗期间应尽量避免性生活；②不要同时使用会抑制乳杆菌的抗菌药物；③用药期间不冲洗阴道；④药品适当保存，如有些制剂需冷藏保存；⑤注意用药卫生，清洗外阴后，戴上指套，尽量放到阴道深部。

19. 乳杆菌制剂用多久比较好？月经后需要再巩固吗？

乳杆菌制剂的使用可参照阴道乳杆菌活菌制剂说明书使用。以目前我国唯一批准使用的阴道乳杆菌胶囊为例，连用 10 天为一个疗程。也有多项临床研究中采用了敏感性药物治疗后，使用乳杆菌制剂进行序贯治疗 7~10 天的方法，不仅得到了很好的临床疗效，而且还大大降低了复发率。还有些不会抑制乳杆菌的阴道炎用抗菌药物中含有一定量的乳酸成分，治疗阴道感染的同时，建立阴道酸性环境，一举两得。

月经后建议巩固治疗 2~3 个月经周期。健康女性的阴道环境为酸性，月经血呈碱性，月经血对于阴道内环境的冲刷，造成了阴道菌群的紊乱，而且月经血是很好的培养基，容易造成阴道内很多杂菌的繁殖，就会更容易诱发阴道的炎症。阴道内乳杆菌的建立需要 2~3 个月的时间，每次月经都会使刚刚建立但还不稳固的乳杆菌受损，故月经后阴道使用乳杆菌制剂，能更好更快地使阴道菌群恢复正常的酸性环境，从而有效地减少阴道感染的复发。

20. 在治疗外阴阴道假丝酵母菌病时，是否要应用乳杆菌制剂？

外阴阴道假丝酵母菌病（VVC）的发生多与各种原因造成阴道局部菌

群失调有关，特别是与阴道内的优势菌——乳杆菌的减少关系密切。

乳杆菌制剂可以增加阴道内的优势乳杆菌数量，通过与抗真菌药物的联合应用，可以调节阴道微生态失衡。在关于单一用药与联合用药的系统综述分析中指出，与单用硝酸咪康唑相比，联合乳杆菌制剂用药效果更优，且复发率联合用药组更低。所以相比于单纯使用抗真菌药物，联合用药更能从阴道菌群根源上解决 VVC 发病数量多、复发率高的难题，特别是针对阴道内多为真菌、乳杆菌缺乏的 VVC，则能够有效恢复阴道内正常的乳杆菌环境。

21. 在外阴阴道假丝酵母菌病的治疗中，应用乳杆菌制剂是与抗真菌药物联合应用好还是序贯应用好？

目前，VVC 的治疗多以抗真菌药物为主，并未恢复以乳杆菌为主的正常阴道菌群，易导致阴道内乳杆菌缺乏者阴道内菌群紊乱。临床研究表明，乳杆菌制剂能够迅速为阴道提供乳杆菌，以维持阴道微生态的平衡，当与抗真菌药物联合使用时疗效较好。

临床上，乳杆菌制剂与抗真菌药物的用法分为联合用药和序贯用药。序贯用药会导致治疗时间长，患者依从性下降，治疗效果满意度下降。而联合应用的前提是抗真菌药物不会杀灭乳杆菌，这一观点已被证实。联合用药可以使乳杆菌制剂与抗真菌药物有充足时间的联合，可以达到杀灭有害菌的同时培养有益菌的目的，取得最佳疗效。有研究发现联合用药同序贯用药相似，均可较好地恢复阴道乳杆菌菌群丰度，达到更高的治愈率并减低复发率，而联合用药的远期治愈率更高。刘朝晖团队曾在一项临床研究中指出，在应用氟康唑同时应用乳杆菌活菌制剂，有助于形成局部的低 pH 环境，提高了氟康唑的溶解度，增加了假丝酵母菌对氟康唑的敏感性，增强了杀菌效果，两者联合应用有协同作用，同时乳杆菌的增加可恢复阴道的微生态环境，阻止了假丝酵母菌的继续侵袭，缩短了治疗周期，对于有效率及复发率，联合用药效果更佳。

因此，抗真菌药物与乳杆菌制剂联合及序贯应用治疗 VVC 均可有效地提升临床疗效，而联合用药疗效更佳。

22. 在治疗外阴阴道假丝酵母菌病时，为什么无需担心抗真菌药物对乳杆菌的影响？

有不少体外实验研究表明，临床常用的几种抗真菌药物能有效抑制阴道假丝酵母菌的生长，但对人体阴道乳杆菌的正常生长繁殖并无明显影响，这提示在临床 VVC 治疗方案中，存在同时应用抗真菌药物和乳杆菌活菌制剂的可行性，即在抗真菌治疗时，增加阴道内乳杆菌含量，尽快恢复阴道正常菌群，缩短治疗时间，改善患者依从性，提高治疗效果。

23. 是不是所有的外阴阴道假丝酵母菌病都需要补充乳杆菌制剂？

抗真菌药物能够有良好的抗菌效果，但是用药时间较长会诱发耐药性，相继会打破阴道局部菌群与酸碱平衡的情况，进而会增加治疗难度。乳杆菌制剂能够对假丝酵母菌的生长进行有效抑制与杀死，致力于阴道酸碱度的改善，可以对阴道炎进行补充治疗。使用抗真菌药物抑制生长的同时加用微生态制剂，便于在阴道内实现对正常优势菌群的重建，经替代、排斥与竞争机制会阻碍病原微生物黏附在阴道上皮细胞上，同时有助于细胞素、乳酸与表面活性物质的分泌，进而对于其他致病微生物的生长能够进行有效抑制，平衡阴道菌群和宿主环境，降低复发率。美国疾病控制与预防中心于 2021 年发布的最新《性传播感染诊治指南》中指出，目前尚不推荐使用益生菌制剂治疗单纯性 VVC，而多项研究中发现，抗真菌药联合乳杆菌制剂治疗 RVVC 疗效优于单纯抗真菌药物。

24. 从阴道微生态评价角度，如何判定外阴阴道假丝酵母菌病的治疗是否需要补充阴道乳杆菌制剂？

研究发现，阴道微环境中乳杆菌发挥了重要作用，在正常女性生殖道内乳杆菌是优势菌，可维持阴道正常微生态，改善免疫环境，且乳杆菌还能抑制潜在致病菌群，对致病菌异常生长进行抑制，保护阴道。乳杆菌参与阴道酸性环境的形成，其对上皮细胞有较强的黏附力，能对假丝酵母菌等致病菌的黏附进行抑制，从而减少致病菌繁殖生长。乳杆菌制剂能够有效抑制病原菌，达到抗菌、杀菌、维持微生态环境等作用，故当 VVC 患者阴道微生态评价系统中优势菌不是乳杆菌时，可以考虑加用乳杆菌制剂。

另外，H_2O_2 是乳杆菌抑制其他微生物的主要因素，其可协同抗真菌药物抑制假丝酵母菌，体外实验也表明高浓度 H_2O_2 可杀灭假丝酵母菌。此外，研究表明 VVC 患者阴道内产 H_2O_2 的乳杆菌减少。故阴道微生态评价提示 H_2O_2 缺乏的 VVC 患者，也是可以考虑加用乳杆菌制剂的。

25. 在复发性外阴阴道假丝酵母菌病的巩固治疗中，是否需要加用乳杆菌制剂？

健康的阴道微生物群是以乳杆菌属为主导，形成了针对包括假丝酵母菌属在内的病原体的重要防线。已有研究证实，乳杆菌制剂可以为阴道及时补充正常乳杆菌，恢复阴道微生态，与抗菌药物联合应用时对 RVVC 有良好的治疗效果。RVVC 患者强化治疗后采用阴道乳杆菌活菌制剂进行巩固治疗，例如，每日睡前 1 粒乳杆菌活菌胶囊（每例含德氏乳杆菌活菌不少于 2.5×10^6CFU）塞入阴道，每天 1 次，共 10 天。随诊期间发现其疗效与长期抗真菌药巩固治疗相当，且治疗周期短，复发率低。基于现有临床证据，阴道用乳杆菌制剂辅助治疗 RVVC 的疗效优于单纯抗真菌药物，有效改善临床症状，减少发病次数，降低不良反应少，提供用药安全性，故值得临床推广使用。

26. 在治疗细菌性阴道病时，要不要应用乳杆菌制剂？

细菌性阴道病（BV）是阴道内正常菌群乳杆菌减少或消失、厌氧菌或兼性厌氧菌增多（如阴道加德纳菌、普雷沃菌、阴道阿托波菌、动弯杆菌属等）导致的阴道感染，是女性阴道炎中最常见的原因之一，可引起盆腔炎性疾病、流产、早产等不良妊娠结局，增加性传播疾病的风险，严重影响女性的生殖健康和生活质量。

不同诊治指南对于 BV 的治疗没有太大差异，推荐对有症状的 BV 患者进行治疗，不推荐对无症状患者进行过度治疗，而选择的药物主要以抗厌氧菌药物为主，包括甲硝唑等硝基咪唑类药物及克林霉素等。

传统的药物治疗虽然对 BV 有较好疗效，但容易造成阴道内菌群减少及空缺状态，易引发再次感染，也影响了 BV 的疗效。而多数诊治指南指出 BV 的治疗原则是减少内源性兼性厌氧菌及厌氧菌过度生长，并恢复乳杆菌为优势菌，即在应用抗厌氧菌药物的同时，应尽快恢复乳杆菌的优势地位。

2021 年，我国发布的《细菌性阴道病诊治指南》（2021 修订版）亦指出在应用抗厌氧菌药物的同时，乳杆菌制剂的局部应用对于辅助恢复患者阴道微生态平衡、巩固 BV 疗效及预防 BV 复发具有一定的作用。而美国疾病控制与预防中心发布的《性传播感染诊治指南》（2021 年）指出，对于应用乳杆菌等制剂恢复阴道正常菌群在治疗 BV 中的作用的观点没有改变，均认为目前没有可靠研究支持其可作为辅助或替代治疗方案，由于目前证据有限，尚不能对乳杆菌制剂的使用给出建议。而近年来已有多个随机对照研究提示乳杆菌制剂有助于改善阴道菌群构成，缓解 BV 患者症状，提高治愈率，降低复发率。

BV 的发生与阴道菌群改变密不可分，而无论是局部应用还是全身应用乳杆菌制剂，均对调整阴道菌群有所帮助，故在治疗 BV 时，可在应用抗厌氧菌药物的同时应用乳杆菌制剂以提高疗效。

27. 在细菌性阴道病的治疗中，应用乳杆菌制剂是与抗厌氧菌药物联合应用好还是序贯应用好？

在治疗 BV 时，除应用抗厌氧菌药物外，辅助应用乳杆菌制剂可以提高 BV 疗效，但在实际应用中，是联合应用抗厌氧菌药物和乳杆菌制剂还是序贯应用对 BV 治疗更有效呢？

目前，多数研究采用联合应用抗厌氧菌药物及乳杆菌制剂治疗 BV。Laue 等的一项纳入 34 名女性的随机对照研究表明，甲硝唑规范治疗的同时联合应用多种乳杆菌混合制剂可有效改善 BV 患者症状，并提高治愈率。Russo 等的一项对 48 名女性随访 6 个月的随机对照研究表明，甲硝唑规范治疗的同时联合应用嗜酸乳杆菌及鼠李糖乳杆菌，在显著改善 BV 患者症状的同时，亦可预防复发性 BV 的发生。Anukam 等的一项纳入 125 名女性的随机对照研究提示，联合应用甲硝唑及乳杆菌制剂的疗效高于对照组，并可改善阴道微生态环境。

亦有部分研究采用序贯应用抗厌氧菌药物及乳杆菌制剂治疗 BV。Cohen 等的一项纳入了 228 名女性的随机对照研究指出，应用甲硝唑规范治疗后加用卷曲乳杆菌制剂可有效降低 BV 的复发率，随访至 3 个月时，实验组 30% 女性出现复发，而对照组 45% 女性出现复发，远高于实验组女性。Valentina 等的一项纳入了 84 名女性并随访 6 个月的研究提示，乳杆菌制剂作为辅助用药在规范应用甲硝唑治疗后加用可提高 BV 疗效。Pendharkar 等的一项纳入了 24 名女性的研究在克林霉素治疗后序贯应用乳杆菌制剂，在下一月经周期时应用甲硝唑治疗后同样序贯应用乳杆菌制剂治疗后表明，抗厌氧菌药物治疗后序贯应用乳杆菌制剂可提高 BV 治愈率。Ehrström 等的一项纳入了 50 名患有 BV 女性的随机对照研究指出，克林霉素治疗后序贯应用乳杆菌制剂可提高 BV 治愈率并缓解症状。

甚至有部分研究仅应用乳杆菌制剂治疗 BV，亦提示有较好疗效。Vujic 等的一项纳入了 544 名女性的随机对照研究提示仅应用乳杆菌制剂对 BV 的治疗即呈积极作用，在平均随访至 6 周时，口服乳杆菌胶囊的实验组中有 61.5% 的女性阴道菌群恢复正常，远高于安慰剂组的 26.9%。

目前尚无研究对比联合疗法或序贯疗法的疗效，但无论如何应用乳杆菌制剂，其应用的安全性均较高，各研究中均未见显著不良反应的报道，且均可有效提高 BV 治愈率、降低复发率。目前多认为常规剂量的甲硝唑对乳杆菌无影响，而克林霉素会抑制乳杆菌生长。因此治疗 BV 时，如用甲硝唑治疗，乳杆菌制剂的补充采用联合应用或序贯疗法均可，而应用克林霉素治疗时，建议采用序贯治疗。

28. 在治疗细菌性阴道病时，是否需要担心抗厌氧菌药物对乳杆菌的影响？

乳杆菌是一类杆状或球状的兼性厌氧菌，其对阴道微生态平衡起关键作用，而 BV 的治疗首选甲硝唑等抗厌氧菌药物。在 BV 的治疗中，恢复乳杆菌的主导地位显得尤为重要，而抗厌氧菌药物是否对同为兼性厌氧菌的乳杆菌有影响也应重点关注。

多项研究表明，甲硝唑等抗厌氧菌药物对乳杆菌的作用有所不同，但基本已证实其在治疗的同时对乳杆菌影响较小。Nyirjesy 等的一项纳入了 408 名女性的回顾性研究中提示，无论是甲硝唑还是克林霉素，在应用的 21~30 天后乳杆菌水平均恢复至正常。Srinivasan 等研究亦得出上述结论，随甲硝唑治疗时间的延长，BV 相关厌氧菌数量明显减少，而卷曲乳杆菌、惰性乳杆菌、詹氏乳杆菌在治疗过程中呈增长趋势。Ling 等通过实时荧光定量聚合酶链式反应（qPCR）定量检测发现，甲硝唑对乳杆菌具有一定的促生长作用，部分患者在治疗后第 5 天乳杆菌量已接近正常。

Pendharkar 等在体外研究中发现低浓度甲硝唑对乳杆菌无作用，中浓度甲硝唑对乳杆菌有促进作用，而高浓度甲硝唑则有一定程度的抑制作用。这与 Simoes 等体外实验的结论一致，甲硝唑在低浓度（64~128μg/ml）时对乳杆菌无作用，在中浓度（128~256μg/ml）时对乳杆菌有促进作用，在高浓度（1000~4000μg/ml）时对乳杆菌有部分抑制作用，仅当其浓度 ≥ 5000μg/ml 时才对乳杆菌有完全抑制作用。而一项体外研究对 6 种乳杆菌进行处理，考虑当甲硝唑浓度 ≤ 128μg/ml 时对乳杆菌无作用，而当甲硝唑浓度在 128~512μg/ml 之间时，对不同乳杆菌作用不同。但无论甲硝唑在体外实验中产生抑制的浓度是多少，均大于口服甲硝唑后阴道甲硝唑浓度。

如上所述，克林霉素对乳杆菌也有抑制作用。Petrina 等的体外研究测定了克林霉素对 108 株不同乳杆菌的作用，绝大部分菌株最低抑菌浓度（MIC）值均 < 2μg/ml，表明乳杆菌对克林霉素敏感。而 Aroutcheva 等的体外实验测得克林霉素在 250~1000μg/ml 时对乳杆菌有抑制作用，而这远小于

克林霉素在阴道内的治疗剂量。

故在临床治疗 BV 时，无需担心甲硝唑对乳杆菌有不利影响。但如使用克林霉素，就会对乳杆菌的生长有一定抑制作用，建议采用序贯疗法。

29. 是不是所有的细菌性阴道病都需要补充乳杆菌制剂?

目前，国内外对于非妊娠期有症状 BV 患者都有相关指南指导临床治疗，还有非妊娠期无症状 BV、复发性 BV（recurrent bacterial vaginosis，RBV）、妊娠合并 BV 等特殊状态 BV 的处理，目前尚无统一定论。那是否所有 BV 患者都需要补充乳杆菌制剂呢?

目前对于无症状 BV 患者的治疗有争议，尚无相关指南指导临床治疗。部分研究认为抗菌药物治疗后可能会出现菌群紊乱等不良反应，导致复发率进一步增高。但亦有研究认为无症状 BV 患者治疗后可减少其不良后果，如不良妊娠结局、术后感染及性传播疾病等。对于无症状 BV 患者的治疗目前尚无统一结论。多项研究表明无症状 BV 患者阴道内乳杆菌的种类和丰度与健康女性相比显著降低，与有症状 BV 患者类似，其阴道微生态环境仍处于异常状态，并有可能进展为有症状 BV，提示无症状 BV 治疗方案可能与有症状 BV 治疗方案相似，可通过补充乳杆菌制剂提高其疗效，改善无症状 BV 患者微生态环境。故对无症状 BV 患者可考虑选择补充乳杆菌制剂等适当处理，改善患者阴道微生态，以避免其向复发性 BV 或其他阴道炎症发展。

BV 的复发率较高，且随着时间推移其复发率进一步升高，RBV 现已成为 BV 治疗中的难题，这可能与抗厌氧菌药物耐药及生物膜形成有关。目前亦无最佳治疗方案。而乳杆菌制剂可以增加阴道乳杆菌生长，有利于阴道局部免疫环境的恢复，可提高其治愈率，并减缓 BV 复发。故考虑补充乳杆菌制剂对 RBV 患者有益。

妊娠合并 BV 的发生率波动于 3.5%~50%，会对妊娠结局产生不利影响，可导致早产、胎膜早破等，亦可导致宫内感染、盆腔炎等，严重影响母婴健康。美国疾病控制与预防中心发布的《性传播感染诊治指南》（2021 年）指出，对于有症状的妊娠合并 BV 患者，需应用药物治疗，且甲硝唑及克林霉素不会对胎儿产生不良影响；但指南中并未提及乳杆菌制剂等微生态制剂对妊娠合并 BV 的作用。我国发布的《细菌性阴道病诊治指南》（2021 修订版）指出，目前常用的甲硝唑及克林霉素治疗方案尚未发现明显致畸作用，但指南中亦指出妊娠期应用上述药物仍需充分评估利弊，妊娠早期尽量避免应用硝基咪唑类药物；同时该指南仅对 BV 治疗中提及可阴道局部应用乳杆菌制剂，但对于妊娠合并 BV 的治疗中并未提及微生态制剂与中医药等其他治疗方法。而近期多项研究提示乳杆菌制剂可通过调整阴道微环境安全有效的提高妊娠合并 BV 患者疗效，减少复发及不良结局等产生。有研究指出乳杆菌可减少早产的发生，但亦有研究指出妊娠早期口服乳杆菌制剂无法改变阴道微生态状态。目前仍需多中心大样本研究以明确妊娠合并 BV 患者是否需同时补充乳杆菌制剂。

30. 从阴道微生态评价角度，如何判定细菌性阴道病的治疗是否需要补充阴道乳杆菌制剂？

Nugent 评分是国际通用诊断 BV 的实验室金标准，通过将革兰染色的阴道分泌物涂片在镜下观察细菌形态进行评分。评分 0~3 分为正常，4~6 分为 BV 中间态，≥ 7 分诊断为 BV。表 1 为 Nugent 评分的具体评分标准。

表 1　Nugent 评分标准

评分	乳杆菌	加德纳菌及类杆菌	革兰染色不定的弯曲小杆菌
0	4+	0	0
1	3+	1+	1+ 或 2+
2	2+	2+	3+ 或 4+
3	1+	3+	—
4	0	4+	—

注：0 表示油镜视野未见细菌；1+ 表示＜ 1 个细菌 / 油镜视野；2+ 表示 1~4 个细菌 / 油镜视野；3+ 表示 5~30 个细菌 / 油镜视野；4+ 表示＞ 30 个细菌 / 油镜视野；—表示无此项。

目前大多研究仅对比应用乳杆菌制剂前后 Nugent 评分变化，2019 年一项纳入了 178 名受试者的荟萃分析指出补充乳杆菌制剂后实验组与对照组相比乳杆菌数量明显增多，补充乳杆菌制剂可改善阴道微生态环境。而多项随机对照研究亦得出上述结论，乳杆菌有利于 BV 患者阴道微生态恢复至正常，并减少 BV 症状及复发率。

但目前研究均只针对 BV 患者，实验组为联合或序贯应用乳杆菌制剂，与仅应用抗厌氧菌药物而未应用乳杆菌制剂的对照组进行比较，而并未对乳杆菌数量或 Nugent 评分进行分层比较，也没有研究对比 BV 患者的 Nugent 评分中不同乳杆菌数量与补充乳杆菌制剂对 BV 疗效的影响，故从阴道微生态评价上，尚无法判定乳杆菌丰度究竟为多少时应补充乳杆菌制剂，后续还需进行分层比较以得出准确结论。

31. 在复发性细菌性阴道病的巩固治疗中，是否需要加用乳杆菌制剂？

复发性 BV（RBV）指 BV 患者经正规治疗后其阴道分泌物诊断 BV 阴性，后于 1 年内复发或反复发作 3 次或 4 次及以上，目前多采用 3 次以上的标准。BV 的复发率较高，且随着治疗时间推移其复发率进一步升高，可高达 30%~60%，严重影响女性的生殖健康和生活质量。

对于 RBV 患者的治疗，目前尚无统一的方案，延长治疗疗程可减少复发的发生。我国发布的《细菌性阴道病诊治指南》（2021 修订版）中亦指出在治疗同时应纠正发病的高危因素，针对其他混合感染给予治疗，恢复阴道微生态平衡。

目前对于 RBV 的发生主要认为与抗厌氧菌药物耐药和生物膜形成有关。在治疗过程中加德纳菌等厌氧菌可形成生物膜，而生物膜的物理屏障作用可使抗厌氧菌药物渗入困难，使内层细菌对环境的耐受性增强；同时内层细菌分泌细菌毒力因子——溶细胞素可降低阴道的免疫反应，增强其慢性定植能力，并可反向调整阴道微生态环境，使其利于生物膜的形成，进一步加重耐药与 RBV 的发生。

针对上述问题，目前干扰生物膜微环境、靶向生物膜治疗破坏生物膜胞外聚合物、噬菌体等针对生物膜治疗的方案逐渐成为热点。而乳杆菌可减少加德纳菌生物膜的面积和密度，增加阴道乳杆菌生长，并通过产生乳酸抑制其他微生物的生长，有利于阴道局部免疫环境的恢复，可提高其治愈率，并减缓 BV 复发。Cohen 等的一项随机对照研究亦提示应用乳杆菌制剂可显著降低 BV 复发率。

32. 在复发性细菌性阴道病的巩固治疗中，抗厌氧菌药物的应用有哪些缺陷？

在 BV 的治疗中，抗厌氧菌药物是一线推荐药物，而在 RBV 的治疗中，抗厌氧菌药物的使用仍占据主要地位，但抗厌氧菌药物却有其缺陷。如前文所述，RBV 的发生主要认为与抗菌药物耐药和生物膜形成有关。生物膜可减少抗厌氧菌药物的渗透，并有助于致病菌逃离免疫防御机制。

生物膜的物理屏障作用可使抗厌氧菌药物渗入生物膜困难，生物膜由外层至内层药物浓度逐渐降低，使致病菌对于环境的耐受性增强，并通过胞外聚合物的灭活抵抗微生物制剂的活性机制，使内层药物浓度进一步降低至低于最小抑菌浓度，从而无法抑制厌氧菌的增长，并起选择性耐药的作用，导致抗厌氧菌药物耐药的发生。随后由于空间浓度梯度差异，生物膜内厌氧菌发生表现改变，使药物对其杀菌作用进一步减弱，并通过表达细菌毒力因子——溶细胞素可降低免疫反应，增强其慢性定植能力，提高其对不利于其生长环境的适应能力。Schuyler 等通过阴道加德纳菌全基因组测序，发现部分加德纳菌可进化出耐药基因，其对甲硝唑的耐药率高达 100%。而 Deng 等的研究显示加德纳菌高表达的短回文重复序列相关基因可通过激活 DNA 损伤修复基因，进而修复被甲硝唑破坏的 DNA，从而导致甲硝唑疗效下降。

因此，在 RBV 的治疗中，抗厌氧菌药物易形成耐药，从而降低疗效，并导致 RBV 的发生率增加。

33. 在复发性细菌性阴道病的巩固治疗中，是否仅需使用乳杆菌制剂？

对于 RBV 的巩固治疗，目前尚无最佳治疗方案，绝大部分研究均选择使用抗厌氧菌药物，或加用乳杆菌制剂等辅助治疗，指南中亦提示对于 RBV 的治疗，一线用药依旧是甲硝唑等抗厌氧菌药物。如前文所述，乳杆菌制剂虽然在 BV 及 RBV 的治疗中起积极作用，但绝大多数随机对照研究均对比的是联合或序贯应用乳杆菌制剂与仅应用抗厌氧菌药物而未加用乳杆菌制剂间对 BV 患者的作用差异，仅有极少数随机对照研究探究只应用乳杆菌制剂治疗 BV 的作用，Vujic 等的一项纳入了 544 名女性的多中心随机对照研究显示乳杆菌制剂的应用对 BV 的治疗呈积极作用。但上述研究中均未提示单独应用乳杆菌制剂对 RBV 的作用。

目前研究仅提示在 RBV 的治疗中加用乳杆菌制剂，可提高乳杆菌的生长及在阴道内的定植，有助于恢复患者阴道正常微生态状态，并恢复阴道局部免疫环境，如 Pendharkar 等的研究提示乳杆菌恢复阴道微生态状态可预防 RBV 的发生。而若仅应用乳杆菌进行治疗，如 Turner 等的研究表明部分加德纳菌有可直接或间接抑制阴道内乳杆菌的恢复能力，从而降低 BV 及 RBV 的治愈率。若仅应用乳杆菌制剂，在无抗厌氧菌药物杀灭加德纳菌等厌氧菌的情况下，无法起辅助及增加乳杆菌丰度的作用。

目前，国内外的研究显示乳杆菌制剂对于 BV 的复发有一定积极意义，但对于 RBV 的巩固治疗仍需进一步研究对比仅应用乳杆菌制剂与抗厌氧菌药物对 RBV 的疗效，从而得到更准确的结论。

34. 需氧菌性阴道炎的发生是因阴道内乳杆菌缺乏吗？

2002 年，比利时学者 Donders 等提出了需氧菌性阴道炎的概念。需氧菌性阴道炎（aerobic vaginitis，AV）是以阴道内乳杆菌减少或缺失而需氧菌增多引起的一种阴道炎症。

与 BV 类似，需氧菌性阴道炎也是一种菌群混合性增殖的状态，但一定会出现乳杆菌缺乏的状态。AV 患者一般都会出现阴道菌群多样性增加，但是致病病原体比较复杂，可能的病原体包括 B 族链球菌、大肠埃希菌、金黄色葡萄球菌、粪肠球菌、咽颊炎链球菌、肺炎克雷伯菌等多种需氧菌，也可能存在兼性厌氧菌。BV 和 AV 除了具有阴道病原体复杂的特点外，还易合并其他阴道感染。

35. 为什么需氧菌性阴道炎那么难治？

AV 是一种阴道内乳杆菌减少或缺失而需氧菌增多引起的阴道炎症，虽然与 BV 都属于乳杆菌缺失的状态，但是 BV 主要是厌氧菌混合增殖，通常不引起黏膜的炎症，使得患者症状不明显。AV 主要是阴道需氧细菌大量繁殖，常见的症状包括阴道分泌物增多，黄色，可能有异味，伴随外阴烧灼感或刺痛、性交痛等，查体可见阴道黏膜红肿、溃疡或一定程度的阴道黏膜萎缩等表现。AV 的症状较 BV 要更为明显，更易被患者察觉，因此 AV 的无症状比例显著低于 BV。

由 AV 的定义和症状体征可知，成功治疗 AV 需要减轻黏膜的炎性反应，抑制增殖的需氧菌，恢复阴道乳杆菌优势的环境，改善阴道黏膜的萎缩。目前，AV 的治疗一般有针对需氧菌的治疗，主要包括克林霉素等抗菌药物；针对阴道黏膜萎缩的治疗，主要包括雌激素制剂；针对阴道黏膜局部炎性反应的治疗，主要包括皮质类固醇激素；针对微生态的治疗，主要包括阴道乳杆菌制剂和一些中药。

由于 BV 没有黏膜炎症，因此治疗仅需要专注于恢复阴道正常菌群，单独使用甲硝唑抑制厌氧菌生长，对乳杆菌的抑制较小，能够迅速缓解 BV 的症状。对比 BV 的治疗，由于需氧菌种类复杂，对抗菌药物反应不一，单独使用抗菌药物不一定能够彻底改善症状。对于 AV 来说，其他改善阴道黏膜症状的方法也具有重要地位，因此治疗更为复杂。

36. 在需氧菌性阴道炎的治疗中，乳杆菌制剂的补充是否必须？

AV 是一种阴道内乳杆菌减少或缺失而需氧菌增多引起的阴道炎症。在 AV 的治疗中，首选针对病原微生物的治疗，一般为针对需氧菌的抗菌药物，常用的有克林霉素、头孢呋辛、喹诺酮类、卡那霉素等。克林霉素抗菌谱可覆盖革兰阳性球菌。头孢呋辛属于二代头孢菌素，对革兰阳性球菌的作用与第一代相似，抗革兰阴性杆菌的活性较第一代强。第三代喹诺酮类药物抗菌谱覆盖一些革兰阳性和阴性菌，第四代喹诺酮类药物除了具有抗革兰阴性菌活性，且抗革兰阳性菌活性更强。卡那霉素具有较强的抗革兰阴性需氧杆菌活性，对葡萄球菌属（甲氧西林敏感株）也有一定的抗菌作用，对乳杆菌无明显影响。

抗菌药物治疗后，AV 患者的阴道菌群一般不能恢复到正常状态，因此改善阴道微生态环境的治疗是必要的。

37. 在需氧菌性阴道炎的治疗中，应用乳杆菌制剂该注意些什么？

一项在波兰进行的随机、安慰剂对照的 AV 临床试验研究显示，与安慰剂组相比，在抗菌药物口服同时使用口服微生态制剂（包含加氏乳杆菌 57C、发酵乳杆菌 57A 及植物乳杆菌 57B 总菌落数 $\geqslant 10^8$ CFU）10 天，症状缓解后的三个月内，每个月均口服微生态制剂 10 天，可延长 AV 的复发间隔。总复发率两组无显著差别，安慰剂组复发率 12.2%（15/123），微生态制剂组复发率 18.6%（22/118）；安慰剂组的复发间隔是 47.3 天，微生态制剂组的复发间隔是 71.4 天，所有两组患者的阴道乳杆菌治疗后均有恢复，但微生态制剂组的乳杆菌恢复更为迅速。在这个研究中，抗菌药物的选择是由药敏试验决定的，病原体包括无乳链球菌、大肠埃希菌及肠球菌等。

通过该实验可以看出，AV 患者的致病微生物较为多样，抗菌药物选择较多，微生态修复与抗菌药物的联合使用，对微生态的稳定修复有积极的作用，在这个过程中需要经常监测阴道微生态的变化，根据情况随时作出调整。

38. 出现混合性阴道炎，意味着什么？

从广义上讲，混合性阴道炎（mixed vaginitis）是由两种或两种以上的致病微生物导致的阴道炎症。混合性阴道炎常常意味着复杂阴道微生态环境的存在。

众所周知，健康育龄女性的阴道内微生物群，是以乳杆菌为主的多种微生物混合的群体，虽然以厌氧为主，但需氧菌、真菌仍可以少量存在于阴道菌群。在各种致病因素的诱发下，阴道菌群会发生变化，最常见的特征是乳杆菌缺失。乳杆菌缺失后，就失去了对其他细菌的抑制作用，其他细菌会大量增殖。以加德纳菌为首的阴道厌氧菌大量增殖会导致 BV，阴道需氧细菌大量增殖会导致 AV，两者同时增殖会导致混合性阴道炎。真菌、支原体、衣原体、阴道毛滴虫等大量增殖也有可能伴随菌群异常增殖状态。因此，混合性阴道炎就意味着阴道微生态严重异常。

39. 为什么在我国《混合性阴道炎诊治专家共识》（2021 版）中要强调"混合性阴道炎要注重阴道微生态的修复"？

在阴道炎患者中存在单一感染与混合性感染，两者在瘙痒、白带增多、黏膜充血、分泌物异常方面比较，差异无统计学意义，而混合性感染患者比单一感染患者更多地表现出阴道灼痛症状者增加、清洁度更差、阴道 pH 值偏高、乳杆菌减少。混合性阴道炎患者通常病程较长并且容易复发，阴道微生态异常更为严重。治疗一般采用综合性用药方案，治疗目标是杀灭致病菌，同时保护阴道有益菌群，并增强其功能。

为避免治疗中出现不同病原体之间"此消彼长"，应该选择合适的对应的抗菌药物，必要时联合应用，尽可能覆盖抗菌谱以增强疗效，减少复发。抗菌药物使用后，抑制了相应微生物的增殖，为避免乳杆菌不能正常增殖造成的微生态空位，减少混合性阴道炎复发，应该适时增加微生态调整，促进阴道微生态转为乳杆菌主导的状态，微生态治疗对于混合性阴道炎来说十分重要。

40. 在混合性阴道炎的微生态修复过程中，何时应用乳杆菌制剂比较好？

阴道微生态的调整有多种手段，对于混合性阴道炎来说，通常会选用抗菌药物联合使用抑制过度增殖的病原微生物，研究显示，一些抗菌药物（如甲硝唑）及抗真菌药均对乳杆菌抑制作用较小，因此，在应用抗菌药物治疗的同时即可开始同时应用乳杆菌制剂。如果患者症状较轻，预计抗菌药物治疗后阴道菌群能够自然恢复，也可以加强监测，根据阴道微生态恢复的状况决定乳杆菌制剂的使用。

41. 孕期及产后阴道的微生态如何管理？

孕期与产后女性的内分泌状态有很大变化。女性孕期体内雌、孕激素均处于高水平，阴道内乳杆菌生长旺盛，并保持稳定。在足月分娩的孕妇中很少出现高度多样性的阴道菌群群体。乳杆菌在妊娠期的稳定性可能代表一种进化适应，以增强生殖适应性和防止上行感染。

早产的风险和阴道微生物异常存在强有力的相关证据，研究中得出的广泛结论是，乳杆菌属数量减少与自发性早产和早产前破膜的风险有关。一些研究表明，卷曲乳杆菌对早产具有保护作用，惰性乳杆菌则是宫颈缩短和早产的危险因素。一项从 6 周妊娠期开始对阴道微生物群落进行纵向研究发现，早产患者阴道非乳杆菌占据优势，即使是妊娠早期的微生物组异常也可以影响以后的妊娠的结局。足月分娩的女性更多是卷曲乳杆菌在阴道菌群上占主导地位，早产的产妇阴道菌群表现出更多的丰富性和多样性。虽然不要求孕妇在妊娠期间监测阴道微生态的变化，但有早产病史的患者推荐进行 BV 相关的检测。另外，有阴道炎表现的孕妇应该积极进行微生态相关检测。

产后女性进入哺乳期，体内激素水平有极大回落，在女性的一生中，属于生理性低雌激素时期。低雌激素状态下，阴道乳杆菌不能获得充足的营养，增殖受到抑制，阴道微生态呈现为菌群异常状态以及菌群多样性增加。一般哺乳期女性通常没有明显的症状，因此大多不需要临床干预。对于哺乳期阴道菌群异常，要关注患者的临床症状，无症状不需要干预。由于哺乳期用药的限制，有症状的患者尽量使用阴道局部用药，以减少对婴儿的影响。

（宗晓楠　肖卓然　杜梦瑶　尚翔　刘朝晖　米兰　张岱　张瑞）

第二节　乳杆菌制剂的临床应用研究

42. 国外最新的乳杆菌联合抗菌药物治疗阴道炎的随机对照试验研究

目前，用益生菌制剂治疗 BV 有两种方案：单独应用益生菌或常规抗菌药物治疗方案后应用益生菌。Ehrström 等进行随机对照双盲临床试验评价阴道益生菌治疗后阴道定植及临床结局。39 例 BV 患者及 45 例 VVC 患者常规治疗后被随机分配到阴道乳杆菌（5 天）治疗组及安慰剂组，阴道乳杆菌制剂包含加氏乳杆菌 LN40、发酵乳杆菌 LN99、干酪乳杆菌亚型、鼠李糖乳杆菌 LN113 和嗜酸乳杆菌 LN23。89% 的接受益生菌治疗的女性在治疗 2~3 天后出现所补充的乳杆菌菌株，对照组 0、1 个月经周期后，53% 的女性获得至少 1 种乳杆菌菌株，治疗 6 个月后，9% 的女性仍存在所补充的乳杆菌菌株。干预组治疗后 2~3 天的治愈率为 93%，对照组为 83%，1 个月经周期后干预组和对照组的治愈率分别为 78% 及 71%。干预组在治疗后 2~3 天及第 2 个月经周期后阴道异味的发生率较对照组低。结论：BV 或 VVC 患者经常规治疗后再给予 5 天阴道乳杆菌治疗，可出现乳杆菌定植，轻微减少复发率及阴道异味发生率。

Ya 等进行一项双盲随机临床试验评估益生菌预防反复发作 BV 的有效性。120 例反复发作的 BV 患者被随机分配至益生菌或安慰剂组（益生菌或安慰剂，每日 1 次，阴道用药，连续 7 天，停 7 天，再用 7 天），2 个月内

BV 复发率分别为 15.8%（9/57）和 45.0%（27/60），阴道加德纳菌转阳性发生率分别为 3.5%（2/57）和 18.3%（11/60），益生菌组较安慰剂组低。2~11 个月的随访周期中，益生菌组的 BV 复发率及阴道加德纳菌转阳性发生率较安慰剂组低，除了阴道异味及分泌物多，两组患者无其他不良事件。结论：反复发作的 BV 患者接受短期的益生菌预防，耐受性较好，在治疗后 11 个月内，可降低 BV 的复发率及阴道加德纳菌转阳的风险。

然而，一些研究认为阴道益生菌对 BV 的治疗没有明显作用。Eriksson 等将 187 名 BV 育龄女性分为 2 组，所有患者给予克林霉素乳膏（100mg/d，共 3 天），干预组患者加阴道益生菌，对照组无补充治疗，在第一次和第二次月经周期后取阴道分泌物涂片检查，干预组和对照组的 BV 的治愈率没有显著差异，分别为 56.0% 和 62.5%。该研究表明，使用抗菌药物治疗 BV 后添加阴道益生菌 BV 治愈率并没有明显提高。

Reid 等进行了一项双盲随机对照试验，将 64 名 VVC 患者随机分为乳杆菌制剂治疗组和安慰剂组，共治疗 60 天，结果显示口服鼠李糖乳杆菌 GR-1 和发酵乳杆菌 RC-14 与安慰剂治疗患者的乳杆菌数量相比，阴道乳杆菌的数量显著增加，假丝酵母菌数量显著减少。使用鼠李糖乳杆菌 GR-1 和发酵乳杆菌 RC-14 可以减少潜在的致病菌和假丝酵母菌的阴道定植。

此外，Martinez 等进行的一项随机、双盲、安慰剂对照试验来评估鼠李糖乳杆菌 GR-1 和罗伊乳杆菌 RC-14 是否可以提高氟康唑治疗 VVC 的疗效。将 55 名 VVC 患者分为干预组和安慰剂组，单剂量氟康唑（150mg/d）治疗后给予益生菌（含鼠李糖乳杆菌 GR-1 和雷特乳杆菌 RC-14）或安慰剂（2 粒 / 天，共 4 周），治疗 4 周后，益生菌治疗组患者的阴道分泌物明显减少，假丝酵母菌数量较少。这项研究表明，乳杆菌制剂可以提高抗真菌药物治疗 VVC 的效果。

一些临床研究表明使用乳杆菌也可以减少 VVC 的复发率。例如，接受益生菌胶囊（含有嗜酸乳杆菌 GLA-14 和鼠李糖乳酸菌 HN001）和克霉唑的联合治疗，与仅使用克霉唑的对照组相比，VVC 复发率会显著降低。

Ozkinay 等将 360 名阴道感染患者随机分为两组：在抗菌药物治疗后干预组给予嗜酸乳杆菌和低剂量雌三醇（0.03mg）治疗，对照组给予安慰剂治疗。结果表明，与对照组相比，益生菌治疗组阴道微生态环境有显著改善，pH 值降低，阴道感染的复发率也明显降低。因此，在抗感染治疗后积极恢复被破坏的菌群对于减少复发很重要。

Heczko 等进行了一项随机、安慰剂对照、双盲临床试验来评估使用含有三种乳杆菌菌株的口服益生菌制剂（PROVag®）与标准的甲硝唑治疗以及有针对性的抗菌药物治疗（在甲硝唑治疗失败后）是否能降低 BV 或 AV 的复发率。将 578 名复发性 BV 或 AV 患者随机分为益生菌治疗组和安慰剂组，益生菌或安慰剂与甲硝唑 / 靶向抗菌药物一起服用，1 粒 / 天，共 10 天，结果表明，与单独的抗菌药物治疗相比，在进行 BV 或 AV 抗菌治疗的同时使用益生菌制剂，可有效减少复发。本研究表明，口服益生菌延长了复发性 BV 或 AV 患者的缓解期，并改善了临床和微生物学参数。

43. 国际上如何看待乳杆菌制剂的应用？

传统的抗菌治疗虽然能在短时间内杀灭致病菌，但这种方法治疗周期长、患者的依从性差、效果不佳、复发率高，阴道微生态平衡未恢复。当前，阴道微生态评价体系为临床治疗提供了新理念，即从以往杀灭微生物为主的传统治疗理念过渡到以补充益生菌、恢复阴道正常微生态环境为目的的新型治疗理念。因此，目前多提倡联合应用抗菌药物和益生菌，采用高效敏感的抗菌药物及时杀灭致病菌、有效抑制致病菌继续增殖，同时积极补充乳杆菌或益生菌促进恢复正常阴道微生态平衡，防止复发和继发感染。

大部分研究中应用益生菌治疗的阴道栓剂包括各类乳杆菌，通常有 L- 乳杆菌、鼠李糖乳杆菌或罗伊乳杆菌 RC-14，治疗 5 天至 4 周。体外实验显示益生菌有益于 VVC 的预防和治疗。临床试验研究显示，益生菌制剂有利于阴道感染治疗及预防。现已证明含有乳杆菌菌株的益生菌是一种安全的替代品，以阴道胶囊或发酵乳制品形式应用的乳杆菌制剂可作为急性 BV 治疗的替代方案。2012 年英国性健康与艾滋病协会发布的《细菌性阴道病的管理指南》指出，对复发型 BV 可考虑应用益生菌制剂，但没有作出推荐。需要开展应用益生菌制剂治疗 RVVC 或抗真菌药物耐药性 VVC 的研究。2015 年耶鲁 / 哈佛研讨会更新了"益生菌的应用共识意见"，新的共识推荐应用益生菌来治疗阴道感染。

44. 我国乳杆菌联合抗菌药物治疗阴道炎的随机对照试验研究

由詹小兰等所做的一项研究，将 98 名 VVC 患者随机分为观察组与对照组，对照组给予克霉唑栓治疗，观察组给予复方嗜酸乳杆菌片联合克霉唑栓治疗，共治疗 2 个疗程，随访 6 个月，比较两组患者的疗效、临床症状体征评分、pH 值、复发率及药物不良反应。结果显示，复方嗜酸乳杆菌片的应用恢复了患者乳杆菌在阴道内的主导地位，利于阴道环境的恢复及其自身的防御功能的重启，从而增强了临床疗效。相较于单独应用克霉唑栓治疗，给予乳杆菌制剂的患者 3 个月和 6 个月的复发率均更低，表明联合治疗可发挥协同作用，在抗菌治疗的同时用复方嗜酸乳杆菌片可恢复并维持阴道酸性环境，同时能够较好地减少疾病复发。

一项 60 例的 BV 患者随机对照研究，根据治疗方法的不同，将其分为对照组和观察组，所有患者给予甲硝唑（阴道用药，1 粒 / 次，连用 7 天），观察组加用阴道用乳杆菌活菌胶囊（1 粒/次，共 7 天），对照组无补充治疗，对比两组患者的临床治疗效果、临床症状改善情况和不良反应发生率。结果显示，甲硝唑阴道泡腾片联合阴道用乳杆菌活菌胶囊进行治疗阴道炎效果显著，可以直接改善患者的临床症状，降低药物不良反应发生率。

胡萍等所做的一项研究，将 86 名 BV 患者随机分为观察组和对照组各 43 例。对照组给予甲硝唑治疗，观察组在对照组基础上加用乳杆菌活菌胶囊治疗，结果观察组总有效率高于对照组，观察组的复发率明显低于对照组，表明乳杆菌活菌胶囊联合甲硝唑治疗 BV 疗效好，不仅杀灭了厌氧菌，还有效降低了 BV 的复发率，具有持久性的效果。两种药物联合使用，可以恢复以乳杆菌为优势菌群的阴道微生态，恢复正常的阴道菌群比例。BV 患者中，甲硝唑联合乳杆菌治疗后的总有效率比较高，相比于单独应用甲硝唑治疗的疗效显著，且药物不良反应发生率比较低，应用价值更高。

有研究表明，乳杆菌治疗 BV 后可增加乳杆菌数量，治疗效果也较好，由此可知，乳杆菌治疗对维持阴道微生态环境稳定有重要作用，也能使菌群比例趋于正常，减少炎性反应。

另一项 80 例 BV 患者的研究显示对照组（37 例）和实验组（43 例）两组中，对照组接受甲硝唑连续治疗一周，实验组接受甲硝唑治疗 1 周后连续使用 10 天乳杆菌活菌胶囊。两组均给予甲硝唑（共 1 周），实验组联合应用乳杆菌制剂（共 10 天），对照组给予安慰剂，比较两组患者的近期疗效、阴道菌群分布及复发情况、药物相关不良反应。结果显示，实验组患者的总有效率显著高于对照组患者（$P < 0.05$）。两组患者治疗后 1 个月和 3 个月复发率比较差异无统计学意义（$P > 0.05$）。两组不良反应无明显差异。表明乳杆菌活菌胶囊联合抗菌药物治疗 BV 可提升疗效，优化阴道菌群分布，不会明显增加药物不良反应发生率，安全有效，但在降低 BV 复发方面的作用不显著，有待后续大样本研究。

45. 我国乳杆菌制剂应用存在哪些问题？

已有大量研究证明，女性生殖道微生态与健康之间的密切关系，以乳杆菌为主的阴道益生菌制剂在女性下生殖道疾病治疗中显示非常好的潜力。目前，我国在此领域使用的乳杆菌制剂为德氏乳杆菌。加快筛选出更多的乳杆菌，特别是在健康女性阴道中出现频率高的乳杆菌（如卷曲乳杆菌），将有助于丰富女性生殖道益生菌的菌种库，从而为临床提供更多的选择。另外还需研发更多的益生菌剂型和给药方式，组合多种乳杆菌并与益生元进行复配，这将有利于实现治疗的个体化，提高疗效。阴道菌群移植是一种新型治疗方法，需要尽快明确相关管理条例或法规，建立供体以及患者的纳入标准，确保治疗的安全性和规范性。所以，如何将具有高定植、高增殖能力的人源性乳杆菌种植到患者阴道中是当前恢复阴道微生态平衡治疗的难点和重点。

（张晓宇　张瑞　刘朝晖）

第三节　阴道乳杆菌的基础研究荟萃

46. 阴道乳杆菌在维持阴道微生态平衡中如何发挥作用?

阴道内的乳杆菌对维持阴道微生态环境的平衡及预防生殖道感染起到至关重要的作用。首先，乳杆菌能够代谢糖原产生乳酸，乳酸不仅能使阴道内 pH 值维持在 3.5~4.5 的水平，抑制不耐酸病原体的生长，还能够抑制巨噬细胞的促炎反应，研究还发现其可减少树突状细胞中促炎物质白介素 –12（interleukin–12, IL–12）产生并诱导抗炎物质 IL–10 产生，从而降低自然杀伤细胞的细胞毒性，在下生殖道感染中发挥抗炎作用。其次，乳杆菌能够产生细菌素类化合物，这类具有生物活性的抗菌肽，不仅能通过渗透外来微生物的细胞膜、破坏细胞壁的合成来对抗致病菌的黏附和生长，还能阻止致病菌上升至子宫。有研究表明，乳杆菌培养上清液含有抗菌成分（如甲戊内酯、苯甲酸和 5– 甲基内妥因）、表面活性剂（如二硬脂酸、二棕榈酸和 1,5– 单油酸）、麻醉剂（巴比妥酸衍生物）、酚类物质、H_2O_2、钠、钙、钾、镁和 DNA 酶等。此外，乳杆菌还能够紧密黏附于阴道黏膜上皮细胞形成"定植抗力"，这种占位性保护作用阻止致病菌的黏附和定植并与其争夺营养物质，从而抑制致病菌的侵入。另外，部分乳杆菌所分泌的 H_2O_2 是一种广谱杀菌物质，早期研究已证实 H_2O_2 可抑制病原菌的过度生长，但近年来后续研究进一步发现，这种作用在 H_2O_2 生理水平时显著，而当 H_2O_2 高水平时，对乳杆菌的抗菌作用反而比对致病菌更强，故 H_2O_2 在维持阴道微生态中的作用尚存在争议。

总而言之，乳杆菌可通过多种机制维持阴道微生态的稳定。

（1）降解阴道上皮释放的糖原，产生乳酸及有机酸，维持阴道酸性环境。

（2）产生多种抑菌物质如 H_2O_2、细菌素、细菌素样物质、脂肪酸等抑制其他致病菌的生长或定植。

（3）竞争黏附：黏附是致病菌侵袭宿主细胞的关键步骤，乳杆菌与致病微生物竞争黏附阴道上皮细胞表面，形成空间占位保护而起到"屏障作用"。

（4）竞争营养：与致病微生物竞争营养，使阴道内的环境不利于其他微生物的生长。

（5）调节免疫系统：菌体表面的微生物相关分子模式如脂磷壁酸、肽聚糖、S- 层蛋白和核酸等与抗原递呈细胞上的模式识别受体如 C 型凝集素受体、核苷酸结合寡聚化结构域（nucleotide oligomerization domain，NOD）样受体及 Toll 样受体等相互作用，激活阴道上皮细胞及免疫细胞，诱导免疫因子产生，从而抑制致病菌的生长繁殖。

47. 阴道乳杆菌的构成及维持阴道微生态平衡的研究进展

阴道内菌群数量庞大，种类繁多，正常育龄期女性阴道内细菌数量为 10^{10}~10^{11} 个，其中乳杆菌属数量最多，占 70%~95%。阴道中的乳杆菌主要包括惰性乳杆菌、卷曲乳杆菌、加氏乳杆菌、詹氏乳杆菌、嗜酸乳杆菌、发酵乳杆菌、植物乳杆菌、短乳杆菌、干酪乳杆菌、阴道乳杆菌、德氏乳杆菌、唾液乳杆菌、罗伊乳杆菌及鼠李糖乳杆菌等。2010 年 Ravel 等首次证实健康女性阴道菌群按照优势菌的不同可分为 5 类群落状态类型（CST）：CST Ⅰ 型即卷曲乳杆菌优势型；CST Ⅱ 型即加氏乳杆菌优势型；CST Ⅲ 型即惰性乳杆菌优势型；CST Ⅳ 型即厌氧菌优势型，乳杆菌含量低或缺乏，其中 CST Ⅳ -A 型以普雷沃菌属、加德纳菌属等为主，CST Ⅳ -B 型以阿托波菌属及巨球型菌属等为主；CST Ⅴ 型即詹氏乳杆菌优势型。CST Ⅰ 、Ⅱ 、Ⅴ 型代表健康人的阴道菌群类型，CST Ⅳ 型代表多样性明显增加的异常阴道菌群类型，而 CST Ⅲ 型则代表阴道菌群处于亚健康状态，该类菌群易向 CST Ⅳ 型转化并诱发疾病。随后，2012 年我国肖冰冰等采用变性梯度凝胶电泳（denaturing gradient gel electrophoresis，DGGE）对 30 例育龄期女性阴道分泌物进行研究并证实，我国育龄期健康女性阴道常见菌种分别有卷曲乳杆菌、惰性乳杆菌、加氏乳杆菌。女性阴道菌群受到激素水平、妊娠、种族、吸烟、遗传、性交、阴道冲洗等各种因素的影响，始终处于一种动态变化的过程中。

进一步研究发现，不同的乳杆菌种所发挥的作用及作用机制也各不相同。研究发现，卷曲乳杆菌优势型即 CST Ⅰ 型在未感染 HPV 及没有癌症病变的女性中更常见，而以惰性乳杆菌或非乳杆菌菌种为主的阴道菌群即 CST Ⅲ 型和Ⅳ型与 HPV 感染和细胞异常增生有着更强的关联。另外，加氏乳杆菌可能有助于清除 HPV。有研究发现，卷曲乳杆菌在阴道微生态中很少与其他细菌共存，往往表现为明显优势种或缺失，这种现象提示其对其他细菌的共定植具有很强的抵抗力。大量研究表明，以卷曲乳杆菌为主的微生物群不仅能够比以惰性乳杆菌为主的微生物群产生更多的乳酸，使阴道微环境的 pH 值更低，更重要的是能够产生高浓度的乳酸 D- 异构体，最近的研究也同样证实了乳杆菌可以增加宫颈阴道黏液黏度并增强其捕获病毒颗粒的能力。另外，卷曲乳杆菌能够产生细菌素样分子来抑制加德纳菌，同时还能够产生一些特有蛋白，从而介导上皮细胞对加德纳菌的竞争排斥作用，有研究者认为这种特殊的干扰机制可能与干扰菌毛介导的病原体黏附相关，具体机制尚需进一步研究。

现已有大量研究表明，加氏乳杆菌的活菌及其代谢产物对人体健康有益。加氏乳杆菌既能够降低病原体的黏附，还能促进病原体的清除，特别是在恶性肿瘤的治疗方面。有研究发现，以加氏乳杆菌为优势菌的阴道菌群能增加 HPV 的清除率，其产生的胞外多糖不但能抑制 Hela 细胞的增殖，还可以通过上调 Bax 和 Caspase-3 诱导细胞凋亡，通过抑制肿瘤坏死因子（tumor necrosis factor, TNF）-α 的产生和促进 IL-10 的产生，从而发挥对癌细胞的抗炎作用。

惰性乳杆菌的特性与其他大多数乳杆菌不同，大量研究发现以其为优势种的 CST Ⅲ 型相较其他型的 CST 稳定性更差，不能很好地抑制厌氧菌的生长，且更易过渡到 CST Ⅳ 型。在产酸方面，卷曲乳杆菌、詹氏乳杆菌及加氏乳杆菌都能产生大量 D- 乳酸，而惰性乳杆菌缺少编码 D- 乳酸的基因，只能产生与生态失调相关的 L- 乳酸。研究发现，CST Ⅲ 和Ⅳ型的女性均表现出较高的 L- 乳酸 /D- 乳酸比值，这可能导致细胞外基质金属蛋白酶诱导剂的表达增加和基质金属蛋白酶 8（matrix metalloproteinase-8，MMP-8）的激活，进而破坏宫颈上皮的完整性。另外，惰性乳杆菌也不能产生具有抗

菌和抗病毒特性的 H_2O_2，但进一步研究表明，H_2O_2 的产生需要氧气，在阴道缺氧环境下乳杆菌无法产生高浓度的 H_2O_2，而体外研究已证实生理水平的 H_2O_2 并不能抑制病原体的增殖。另有研究证实，惰性乳杆菌对甲硝唑等抗菌药物的抗性较卷曲乳杆菌更强，且能够耐受高浓度抗菌药物的阴道环境，这提示在发生阴道炎症并使用相应抗菌药物后，惰性乳杆菌作为为数不多能够定植的乳杆菌种，或许会表现出对阴道上皮的保护作用。目前对惰性乳杆菌的作用众说纷纭仍有待进一步探究。

48. 生物膜在阴道微生态修复过程中如何发挥作用？

为了适应阴道环境，病原菌通常会形成一定的生物膜结构，从而导致疾病复发和药物耐药，使阴道微生态修复更加困难。

　　※　生物膜在阴道微生态中的作用

（1）生物膜的结构基础　生物膜是真菌或细菌为了适应生存环境而形成的一种黏附态的生存形式。生物膜的形成过程主要包括菌体的黏附、聚集、成熟和播散四个阶段，而播散的菌体可再次黏附于阴道上皮细胞中，引发新一轮的感染，从而导致疾病的反复发作。此外，生物膜可以使病原体逃避宿主免疫细胞的清除作用，破坏阴道局部黏膜组织，还可将有效免疫转化为无效免疫，使阴道局部免疫系统无法清除生物膜结构。生物膜还可充当屏障作用，阻挡抗菌药物的渗透，从而使生物膜下菌体的药物浓度减小。同时，生物膜内会形成一定的微环境，使菌体处于休眠状态，代谢降低，对药物敏感性降低，并伴随一些耐药基因和应激信号通路的出现，从而表现出更强的耐药性，使治疗周期延长。

因此，阴道内病原菌生物膜的存在，不仅可增强生物膜内菌体的侵袭、致病及传播能力，还在致病菌的持续定植、逃避不利环境因素、在疾病反复发作和药物耐药中起到关键作用。

（2）VVC 相关生物膜与阴道微生态　VVC 的病原菌是假丝酵母菌，能以菌丝或孢子两种状态存在，菌丝具有更强的黏附性、侵袭性和毒性，而孢子细胞具有更强的传播性。成熟的白假丝酵母菌生物膜是一个在细胞外基质包裹下的由孢子、菌丝体和假菌丝组成的致密网状系统，呈一个有机的三维结构。白假丝酵母菌的菌丝/孢子二相性转化，使其增强了生物膜的作用，更加不利于阴道正常微生态恢复。刘朝晖团队研究发现，VVC的复发源于阴道内同一定植菌株的潜伏，而真菌生物膜的存在，使同一真菌潜伏更易实现，增加了VVC的复发率。

此外，多项研究证实，阴道微环境中假丝酵母菌耐药与生物膜的形成密切相关。其可能的机制有：①屏障作用，生物膜本身作为屏障，使药物渗透更加迂回，减少了细胞内的药物浓度；②生物膜的存在增强了细胞膜中膜转运体系统ATP结合盒超家族转运蛋白[ATP-binding cassette（ABC）transporter superfamily]和主要协助转运超家族（major facilitator superfamily, MFS）表达，从而使胞内的药物外排增加，胞内药物浓度进一步降低；③与唑类药物结合相关基因麦角固醇基因（*Erg11*）产生突变，唑类化合物与麦角固醇蛋白的亲和力降低，降低了药物抑制作用；④激活多种应激诱导的通路，有助于抗真菌耐药性的产生，这些通路包括丝裂原活化蛋白激酶（mitogen-activated protein kinase，MAPK）、钙调神经磷酸酶（calcineurin，CaN）和热休克蛋白90（heat shock protein 90，HSP90）等。

VVC生物膜的形成可加重阴道微生态的失衡，而假丝酵母菌感染一般与两种或两种以上真菌所形成的混合生物膜有关，已有较多证据显示假丝酵母菌混合生物膜在真菌感染中起重要作用。假丝酵母菌生物膜的形成不仅削弱了抗真菌药物的杀伤作用，加速了真菌耐药的产生，并使致病真菌更好地潜伏、黏附于阴道上皮中，从而导致阴道微生态的紊乱和失衡。因此，维持正常阴道微生态需要彻底清除假丝酵母菌形成的生物膜，并在日常治疗过程中提早预防生物膜的形成。

（3）BV相关生物膜与阴道微生态 BV是由于阴道内厌氧菌和BV相关微生物过度繁殖，使原有的乳杆菌数量减少所致。最新研究认为，BV的复发与生物膜形成密切相关，BV患者阴道内形成以阴道加德纳菌为主的多种致病菌混合的生物膜，导致抗菌药物治疗敏感性降低及耐药性增加，进而诱发BV复发。

不同于VVC生物膜，BV生物膜的主要特点是由阴道多种混合病原菌共同形成生物膜。BV 的病原菌种类繁多，如阴道加德纳菌、阴道阿托波菌、普雷沃菌、羞怯动弯杆菌、具核梭杆菌等，而唯有阴道加德纳菌同时具备细胞毒力、阴道上皮黏附力以及生物膜形成能力三种毒性特征。Swidsinski 等采用荧光原位杂交技术证实在 90% 的 BV 患者和 10% 的非 BV 女性中可检出黏附性的阴道加德纳菌生物膜，其内包裹大量的阴道加德纳菌，生物膜内包含三种特异性的细菌属，其中阴道加德纳菌属占 60%～90%，奇异菌属占 1%～40%，乳杆菌属占 1%～5%，而无 BV 的女性未发现典型的细菌生物膜，表现为偶发的、分散的乳杆菌或主要由乳杆菌组成的松散的、无特定结构的生物膜。

成熟的 BV 生物膜是以细胞外基质为基础的，多种细菌紧密排列的 3D 结构。当成熟的生物膜形成后，去除生物膜变得较为困难。生物膜底层由于氧及营养物质耗尽、代谢升高及 pH 值水平降低，随着氧浓度降低，厌氧菌不断增多，底层细菌出现生长缓慢甚至进入休眠状态。由于氧浓度降低，厌氧菌不断增多，菌群间相互调节。研究证实，不同状态的阴道加德纳菌基因表达不同，与游离态阴道加德纳菌相比，生物膜内黏附态阴道加德纳菌降低菌体代谢状态（如降低糖类及碳水化合物代谢），同时还表达细菌毒力因子如溶细胞素，以降低宿主对细菌的免疫反应，利于细菌的慢性定植，提高细菌对不利环境的适应能力。与生物膜形成阶段相比，抗微生物制剂对成熟生物膜内细菌的治疗效果减弱。

由于乳杆菌减少而厌氧菌增多导致了一系列阴道微生态改变，而阴道微环境改变可使 BV 相关微生物之间出现群体感应效应，导致细菌表型改变，进而反向调整宿主阴道微生态环境，如粪肠球菌可促进线索细胞的形成、利于阴道加德纳菌黏附并形成生物膜，导致阴道加德纳菌的耐药与抗黏膜免疫反应减弱，BV 的反复发作进一步加重细菌耐药，循环往复，治疗难度逐渐增加。

※ 生物膜治疗与阴道微生态恢复

由于生物膜的屏障作用，以及生物膜内菌株对药物的抗性和耐药性增强，使得生物膜的清除变得十分困难。因此，阻止生物膜的形成是防治生物膜相关性感染的关键步骤。尽管目前没有有效药物可以直接清除生物膜，但已有许多药物被证实了能够有效抑制生物膜。

（1）抑制 VVC 相关生物膜的药物 法尼醇是一种从真菌中检测出来的群体感应分子，它可抑制白假丝酵母菌细胞由酵母相向菌丝相的转换，从而抑制生物膜的形成及成熟。但是目前关于法尼醇诱导白假丝酵母菌生物膜的具体凋亡机制尚不明确。棘白菌素类抗真菌药物可阻断 β-1,3 葡聚糖合成，因此可有效阻止真菌生物膜的形成，泊沙康唑与卡泊芬净协同使用，在体内和体外实验中表现出对耐唑类的白假丝酵母菌和光滑假丝酵母菌生物膜的抑制作用。两性霉素 B 脂质体由于含有磷脂分散相，使其更容易通过细胞外基质，直达生物膜内部，更好地杀灭生物膜内菌体。

目前，一些新兴的化合物如阳离子聚甲基丙烯酸酯和己基氨基乙酰丙酸酯醇溶体均被证实对假丝酵母菌生物膜具有一定的抑制作用。生姜甲醇提取物与氟康唑联合使用，有更强的抑菌作用，并可有效降低小鼠阴道真菌载量，降低阴道组织中促炎细胞因子及凋亡细胞百分比。

（2）抑制 BV 相关生物膜的药物 目前关于 BV 生物膜治疗的药物并不多，大多研究集中于通过破坏生物膜细胞外基质或者干扰生物膜微环境来实现。体外研究证实溶菌酶可水解阴道加德纳菌细胞壁肽聚糖 β-1,4- 糖苷键，导致细菌死亡，并抑制生物膜的形成。当人重组溶菌酶与甲硝唑联合治疗时，抗菌药物的治疗效果增强，长久抑制生物膜的再生，防止 BV 的复发。蛋白酶 K 可以水解细菌间及细菌与上皮细胞间的连接蛋白，抑制细胞表面黏附素以及细菌间的相互作用，抑制黏附并分解生物膜。但由于这些酶类的作用并不是特异的，因而其在体内治疗 BV 生物膜尚需要大量研究去探索。

成熟生物膜微环境内的氧、营养物、代谢物及菌群结构具有局部浓度梯度及空间结构差异，菌群间信号分子可调控生物膜的生成与降解。通过靶向生物膜微环境内的群体感应信号分子、关键第二信使 c-di-GMP 等，进而抑制生物膜的形成，诱导生物膜自我分解。如两性阳离子细菌细胞膜破坏剂，与甲硝唑协同作用，可抑制游离态、生物膜内黏附态阴道加德纳菌及其生物膜生成。抗微生物多肽具有广谱抗菌活性、降低细菌耐药性、靶向生物膜中的"休眠"菌以及抑制群体感应相关通路等作用，可抑制生物膜生成，同时还可招募多种免疫细胞、增强免疫细胞活性以及平衡宿主局部细胞因子水平等，增强宿主对生物膜的抑制能力。此外，枯草芽孢杆菌细菌素、过氧化苯甲酰和水杨酸等可阻断阴道加德纳菌群体感应效应，抑制信号合成、诱导信号分子的直接降解（或）信号转导级联反应等与细菌毒力和生物膜形成有关的基因和表型，抑制生物膜合成。

49. 共生粪肠球菌对抗病原菌的研究进展

肠球菌属目前由 58 个种类组成，广泛分布于人类口腔、皮肤、胃肠道及泌尿生殖道，其中粪肠球菌和屎肠球菌作为常见成员。因肠球菌具有的潜在益生作用在肠道及食品领域被深入研究，但在阴道微生态中并不多，现对共生粪肠球菌在阴道微生态中具有益生菌潜能的相关研究进行简要概述。

（1）抑制炎症因子的产生，有助于预防由阴道感染引起的疾病　Brosnahan 等研究者从一名健康育龄女性阴道黏膜分离共生粪肠球菌。在白假丝酵母菌、阴道加德纳菌和淋病奈瑟菌分别与人阴道上皮细胞混合培养时，共生粪肠球菌均能减少阴道上皮细胞对抗这三种病原菌时产生的 IL-8。随后该研究组提取来自金黄色葡萄球菌的超抗原毒性休克综合征毒素 -1（toxic shock syndrome toxin-1, TSST-1），将 TSST-1 与人阴道上皮细胞共培养，发现粪肠球菌能有效降低人阴道上皮细胞产生的 TSST-1。

（2）降低 BV 复发　肖冰冰等共研究收集 68 名 BV 患者在治疗前、治疗后第 7 天、开始治疗后一个月的阴道分泌物，根据甲硝唑治疗后的第 30 天的 Nugent 评分将 68 名患者分为两组，即治愈组（48 例）与复发组（20 例），通过 16S rRNA 测序及分析结果发现，肠球菌是对 BV 复发影响最大的菌属之一，复发组丰度均低于治愈组，肠球菌阴道定植丰度与 BV 的复发呈负相关。而前期研究结果表明，粪肠球菌是肠球菌的主要成分。

（3）阴道分离粪肠球菌及其上清液能有效降低加德纳菌 – 阿托波菌双菌种生物膜的形成　从健康育龄女性阴道菌群分离的肠球菌主要由粪肠球菌组成；分离并筛选 BV 患者来源生物膜形成能力强的加德纳菌与阿托波菌，建立加德纳菌 – 阿托波菌双菌种生物膜模型。通过观察正常阴道菌群中分离粪肠球菌对抗加德纳菌 – 阿托波菌双菌种生物膜后生物膜的变化，发现粪肠球菌能有效抑制加德纳菌-阿托波菌双菌种生物膜的量、密度、体积及体表面积；随后提取粪肠球菌上清液，发现不同来源的粪肠球菌上清液均能抑制加德纳菌-阿托波菌双菌种生物膜的形成，且不同来源粪肠球菌存在个体差异性。初步证实粪肠球菌及其上清液能有效减少加德纳菌-阿托波菌双菌种生物膜的形成。

为了确定新的候选菌株，应评估具有益生菌潜力的其他微生物是否具有益生菌候选资格。尽管肠球菌具有显著的抗菌活性和益生菌潜力，出于安全考虑，使用肠球菌作为益生菌可能会导致多重耐药性和毒力基因的传播，虽然共生肠球菌通常表现出较低的毒力，但仍需仔细评估及平衡每一种肠球菌菌株的优缺点，区分致病性和非致病性菌株，防止致病基因的水平转移，或使用纯化或半纯化的肠道菌株。

50. 真菌群体感应系统在阴道微生态稳定性及抗菌药物耐药性中的调节作用

作为一种条件致病菌，假丝酵母菌是外阴阴道炎症的主要病因之一。过去人们对阴道真菌的认识只基于培养和单个菌株表型特征的研究，这掩盖了阴道真菌菌群在整个阴道环境中的复杂作用。随着基因组学技术的日益应用，阴道真菌菌群在健康和疾病中复杂的作用逐渐被人们认识。例如，阴道内非致病真菌能与定植细菌以协同或拮抗的方式相互作用，这对维持阴道微生态稳定非常重要。就细胞数量而言，虽然阴道环境中真菌（如白假丝酵母菌）远不如细菌多，但它们本身及其与邻近细菌和宿主之间的关系并非无足轻重。事实上，阴道假丝酵母菌并不只是一种条件致病菌这么简单，它在整个阴道环境中还发挥着复杂的调节作用，影响阴道微生态菌落中常驻细菌及病毒组成，进而影响疾病发生发展。

真菌同其他微生物一样，往往不是"独居生活"。它们经常表现出群体行为，在种群水平上进行联合行动，并能够与同一物种或其他物种成员进行交流，这种细胞间的交流机制被称为群体感应（quorum sensing, QS）。从功能的角度来看，QS 是一种基于化学信号的语言策略。通过这一机制，微生物可以感知其在特定环境中的浓度，从而调节特定基因群的表达，进而形成有组织的群体反应。参与群体感应效应的分子被称为群体感应分子（quorum-sensing molecule, QSM）或自我诱导体，根据环境的变化，群体感应分子与种群密度成比例地分泌到环境中。真菌群体感应调节系统普遍存在，其自身多种重要病原学特征，如次级代谢物产生、酶的分泌、形态转换、生物膜形成、细胞凋亡、耐药性以及病原体 – 宿主免疫等方面都受到QS 系统的调控。以白假丝酵母菌为例，它可以合成多种信号分子，如法尼醇（farnesol）、酪醇（tyrosol）、色醇（tryptophol）、α-1,3- 葡聚糖（α-1,3-glucan）、信息素（pheromones）等，其中法尼醇是在真核生物中首次被描述的 QSM，其作用机制也是目前研究最深入的。目前研究显示，法尼醇可以通过不同方式参与多种生物活性，如法尼醇干扰白假丝酵母菌酵母相与菌丝相间的相互转化；影响生物膜形成过程，如侵袭黏附，菌丝形成，分泌细胞外基质（β-1,3- 葡聚糖），生物膜成熟，胞体从生物膜表面播散等过程；同时，法尼醇还具有增强抗菌药物对微生物的抗菌活性；诱导细胞凋亡或耐受；产生细胞毒性；调节宿主免疫；影响耐药基因的表达等生物活性。

往往在同一生态位环境下，真菌与细菌、病毒等众多微生物共存并维持稳态。而 QSMs 实现了不同物种之间的通信或交流，QS 系统在调节微生态平衡中发挥了重要作用。比如，法尼醇在种属界间信号转导中，通过诱导产生高水平活性氧（reactive oxygen species, ROS），对多种微生物产生强烈的抗菌活性。同时，高水平的 ROS 还具有诱导细胞凋亡，抑制细胞生长和萌发，抑制多种细菌（如金黄色葡萄球菌）生物膜形成等作用。反过来，细菌通过产生小的信号分子抑制白假丝酵母菌菌丝形成。例如，鼠李糖乳杆菌分泌的丁酸（butyric acid），铜绿假单胞菌分泌的十二烷醇（dodecanol）和3-oxo-C$_{12}$-HSL，伯克霍尔德菌分泌的反 -2- 十二烯酸（cis-2-dodecenoic acid），鲍曼不动杆菌、肠沙门菌、变形链球菌分泌的 QSMs 等均可通过不同方式干扰假丝酵母菌生长及细胞活性。所以，QS 在菌群交流和微生态稳定性中发挥重要作用。

在阴道微生态环境中，乳杆菌是女性生殖道中最常见的细菌群，而粪肠球菌是生殖道微生物群中的一种条件致病菌，它们产生的信号分子，包括代谢副产物（如乳酸、丁酸）、H_2O_2 或有机酸，将会干扰真菌的黏附及生长，甚至可能对白假丝酵母菌的宿主免疫反应产生不利影响。体外研究显示，与细菌共培养后，白假丝酵母菌对环境的适应性变化涉及基因表达谱的改变，包括细胞黏附、细胞壁组成、细胞周期调控、酶活性等基因。此外，与细菌的相互作用也可能对白假丝酵母菌产生有益的影响。例如，白假丝酵母菌可直接与细菌细胞膜上的脂多糖（lipopolysaccharides, LPS）分子发生反应。由于脂多糖分子是白假丝酵母菌毒力的重要调节因子，这可导致白假丝酵母菌和细菌（如大肠埃希菌）合并感染。研究表明，QS 在真菌 – 细菌相互作用中发挥关键作用，包括菌株形态转化、细胞毒力、细胞凋亡、生物膜形成或共定植菌株混合生物膜形成等。

然而迄今为止，目前研究大多局限于两个种属之间的相互作用。事实上，每个物种在任何给定的时间和空间中都在不断地与多个物种相互作用，而目前对这些动态的了解很有限。QS 系统明确了物种间相互作用，而这些相互作用的结果很可能超过了个体相互作用的总和。例如，许多不同的 QSMs 都可通过调节环磷酸腺苷（cAMP）依赖蛋白激酶 A（protein kinasa A，PKA）（简称 cAMP–PKA）途径调节对白假丝酵母菌的作用。同时有研究发现，Ras–PKA 信号通路几乎是真菌中普遍存在的 QS 机制。而真菌可溶性腺苷酸环化酶对许多环境参数有反应（包括二氧化碳和细菌肽聚糖），被认为是环境信号的探测器。这一信号通路在真菌致病机制、界间通讯、调节菌株定植和疾病进展中发挥关键作用。

除此之外，QS 系统在抗菌药物的敏感性中还具有一定的调节作用。法尼醇已被证明对多种细菌种属具有一定的抗菌或协同抗菌活性。例如，法尼醇可增强金黄色葡萄球菌对多种抗菌药物的敏感性。法尼醇与那非西林和万古霉素具有协同作用，可抑制表皮葡萄球菌生物被膜的形成。此外，法尼醇已被证明可以增强 β– 内酰胺类药物对假伯克霍德菌的疗效。据报道，法尼醇还可增加传统抗真菌药物两性霉素 B、氟康唑、伊曲康唑、卡泊芬净的抗菌活性。同时研究发现，法尼醇是 ABC 外排泵（ATP–binding cassette pumps），如 Cdr1p（Candida drug resistance protein1）和 Cdr2p（Candida drug resistance protein2）的特异调节分子。这不仅凸显了 QSM 在抗菌治疗中的潜力，而且也提示了 QS 系统在抗菌药物敏感性中的调节作用。

总之，QS 是微生物感知其细胞密度并相应地调节基因表达的一种方法。现在越来越清楚的是，QSMs 在不同物种之间的通信或交流及调节微生态平衡中发挥了重要作用。真菌是人类微生物群中一个很小但很重要的组成部分，可以在阴道黏膜上与多种微生物共存，并相互影响。真菌和细菌之间的相互作用无疑是复杂的，而 QS 是微生物交流的关键渠道，目前人们对它的了解并不全面，未来的研究将寄希望阐明微生物群体感应在菌株定植、疾病发生、传播过程及菌群相互作用中的机制，以帮助我们更好地理解微生态稳定，有效地预防和治疗真菌、细菌等多种微生物感染。

（李婷　肖冰冰　范琳嫒　何渊慧　王凤娟）

扫码查看
参考文献

第三章 微生态调节剂在阴道微生态中的应用现状

人体与外界接触或相通的皮肤、口腔、消化道、呼吸道和生殖道等部位存在大量的微生物，包括细菌、真菌和病毒等。人体通过合适的温度、酸碱度、营养物质等与相应部位的微生物通过相互作用共存，包括益生菌和益生元等在内的微生态调节剂具有改善微生态、抵抗病原体、调节免疫和影响代谢等作用。阴道微生态的稳态是维持宿主阴道健康的基础。阴道炎症的本质是阴道微环境菌群失调，尽管药物治疗有效，但其复发给患者带来了巨大的困扰，益生菌和益生元等具备的恢复阴道微生态的作用为阴道炎症的治疗带来了革新。筛选和制备更优的阴道微生态制剂为阴道炎症的个体化治疗提供了更多的方向。

51. 微生态调节剂对机体健康的影响

近年来，微生态制剂越来越受到关注，其在疾病预防和治疗方面发挥着重要的作用。微生态调节剂，由对宿主有益的正常微生物群和（或）其代谢产物等制成，通过生物屏障及抗黏附、定植等机制达到调整和保持宿主微生态平衡、改善宿主的健康状态的作用。微生态调节剂分为益生菌、益生元和合生素，多用于纠正多种类型的胃肠道异常状态，越来越多的研究提示了微生态调节剂在阴道炎症中的辅助治疗作用。

益生菌，主要是对机体有益的活菌或死菌，以活菌组成为主，多为多菌联合制剂。益生菌包括乳杆菌属、双歧杆菌属、肠球菌属、链球菌属、芽孢杆菌属、梭菌属和酵母菌属等。益生菌的作用机理主要包括益生菌代谢产生的乳酸、细菌毒素、抑菌肽及短链脂肪酸等与肠道黏膜共同构成肠黏膜屏障；益生菌可以刺激酵解，增加肠黏膜细胞代谢酶活性，有助于促进水分吸收，减少肠道内气体产生；结肠黏膜约 75% 的代谢能源依赖肠腔内的食物成分，酵解产物被结肠黏膜细胞吸收后可促进肠黏膜细胞能量代谢，也可促进肠黏膜细胞增生，减少炎性因子产生，促进受损肠黏膜细胞修复；益生菌还可以刺激肠黏膜分泌黏液，抵御病原体侵入，同时可产生分泌性免疫球蛋白，也可调节辅助性 T 细胞的免疫应答，发挥免疫作用。绝大多数健康育龄期女性下生殖道的微生物以乳杆菌属为主要菌群，通过产生乳酸、H_2O_2、抑菌肽及参与免疫调节等机制抑制致病微生物和条件致病微生物的生长。乳杆菌直接参与宿主与阴道微生态的相互作用，不仅有助于恢复阴道菌群的平衡状态，而且可通过抗生物膜、抗氧化、抑菌和免疫调节等作用抵抗病原体入侵下生殖道。在 BV 的治疗中，恢复以乳杆菌为主的阴道微生态环境有助于减少复发，同时使杂菌减少。

早在 1921 年，Rettger 和 Cheplin 首次描述了人体在摄入碳水化合物后，人体肠道微生物群富含乳杆菌。1995 年，Gibson 和 Roberfroid 首次将益生元定义为"不能被消化的食物成分，通过选择性地刺激一种或有限种类的已存在于结肠内的细菌而对宿主有益"。2016 年，益生菌与益生元科学协会（International Scientific Association for Probiotics and Prebiotics，ISAPP）将益生元重新定义为"一种被宿主微生物选择性利用后有利于宿主健康的物质"，强调了益生元不仅在胃肠道内发挥有益作用，在胃肠道外的部位也发挥直接或间接的有益作用。常见的益生元主要是不同链长的低聚糖，包括低聚果糖（fructo-oligosaccharides，FOS）和低聚半乳糖（galacto-oligosaccharides，GOS）/ 反式低聚半乳糖（trans-galactooligosaccharides，TOS），其他少见的低聚糖还包括葡聚糖 /β- 葡聚糖和不被消化的三糖、二糖和单糖等，新兴的铁蛋白、藻类等也具备益生元的特性。

益生元在胃肠道中的应用研究较多。低聚糖在肠道中可刺激双歧杆菌生长，也可被包括肠杆菌在内的细菌发酵、利用。膳食纤维是非淀粉类多聚糖，分为可溶性和不可溶性，主要为纤维素、半纤维素和果胶类物质。不可溶性膳食纤维不易被细菌酵解，但可以充分吸收水分以增加粪便体积，刺激肠蠕动，促进排便，防止便秘。对维持菌群生存更有意义的是可溶性膳食纤维，在维持肠道正常菌群稳态方面发挥重要作用，结肠中的厌氧菌和酵母菌通过酵解可溶性膳食纤维，为结肠黏膜细胞提供维持细胞生长和正常功能所需的足够能量，酵解产物还能提高肠道黏膜细胞中代谢酶的活性，加速受损黏膜细胞的修复，减少炎症介质的产生。人体不同肠道区域内细菌的活动度存在明显差异，自盲肠至乙状结肠，营养物质的浓度逐渐下降，细菌的活性和生长的旺盛程度也逐渐下降，可溶性膳食纤维含量越多、酵解程度越高的区段，细菌的活性和生长的旺盛程度也越高，通过调节肠道中膳食纤维的种类和控制微生物在肠道的寄生位置，可提高潜在的有益效应。此外，益生元还有助于促进新生儿肠道正常菌群的建立，调节机体脂质代谢，酵解产物造成的酸性环境有助于促进机体对矿物质元素的吸收等。

　　关于益生元在阴道中的作用研究相对较少，但是随着微生物检测技术和分子生物学研究的不断完善，益生元在阴道微生态中发挥的作用越来越受到重视。益生元可通过对益生菌的调控、抑制致病微生物等发挥作用。有研究表明 FOS 和 GOS 在体外可选择性刺激乳杆菌的生长，同时可抑制 BV 相关致病微生物的生长和选择性抑制假丝酵母菌的生长。益生元也有助于维持和恢复正常的阴道菌群以及阴道 pH 值。一项随机试验中，42 名 18~50 岁的非妊娠、未绝经的 BV 患者在接受甲硝唑治疗后，继续分别在阴道应用含有 α- 低聚糖的益生元凝胶和安慰剂，用药结束后第 8 天和第 16 天，益生元治疗组 Nugent 评分显著降低。其他类型的益生元，包括乳糖醇、乳果糖、棉子糖和低聚果糖等，可以选择性刺激乳杆菌的生长，抑制阿托波菌、普雷沃菌、动弯杆菌和假丝酵母菌等致病菌和条件致病菌的生长，同时降低阴道 pH 值。此外，益生元也可提高益生菌的抗菌能力。

　　合生素是益生菌和益生元二者的组合制剂，通过益生元成分选择性刺激合剂中某种益生菌的生长繁殖，增强益生菌活力，改善宿主健康状态。

52. 微生态调节剂在阴道微生态中如何发挥作用？

　　皮肤、口腔、肠道、阴道等部位微生物群的构成和种类有所区别，每个微生物群都有适合生存的微环境，与人体构成共生关系，有助于改善机体的代谢活动和免疫功能。肠道微生态制剂通过定植于肠道黏膜形成生物屏障，维持肠道微生态平衡，改善肠道微生态环境，增强肠黏膜屏障功能。同时，通过促进肠道上皮细胞分泌免疫球蛋白，抑制炎症因子的产生，减少细胞凋亡。

与口腔和肠道相比，健康女性阴道微生物群的多样性和丰度较低。乳杆菌是阴道正常菌群中最重要、数量最多的定植菌，阴道微生态平衡的核心是维持乳杆菌特别是产 H_2O_2 乳杆菌在阴道菌群的优势地位，乳杆菌的代谢产物主要是 H_2O_2 和乳酸，二者使阴道长期处于偏酸性的状态有利于抑制致病微生物的过度生长繁殖。

当宿主阴道局部黏膜状态和免疫状态发生异常改变时，阴道微生物的数量和种类随之发生改变，原有平衡被打破，细菌、真菌、滴虫等致病微生物过度繁殖，引起多种炎症的发生。阴道内微生物群紊乱时向阴道内补充微生态调节剂，一方面，通过定植在阴道黏膜细胞表面，形成生物屏障，使致病微生物不能在阴道黏膜表面定植；另一方面，保护阴道内正常菌群，杀灭和抑制病原体的生长繁殖，减少局部炎症因子等物质产生，改善阴道环境，增强阴道局部抵抗力，促进阴道自净作用，改善或重建阴道的微生态平衡。

53. 微生态调节剂在阴道炎症中有哪些应用？

全身或阴道局部免疫功能低下或异常，女性阴道的解剖结构的特殊性，阴道局部环境潮湿、温度高等，给阴道炎症的发生提供了有利条件。由于各种诱因，阴道微生态失调，导致阴道内菌群紊乱，而各类阴道炎症的核心就是菌群结构发生改变、阴道微生态的平衡被打破。一方面，厌氧菌、需氧菌、真菌等致病菌或条件致病菌大量增加；另一方面，乳杆菌减少或消失，阴道中糖原分解减少，阴道 pH 值升高，同时产生的 H_2O_2 减少，减弱对致病微生物的抑制作用。

在治疗阴道炎症的过程中，微生态调节剂的应用主要是阴道局部应用乳杆菌活菌制剂，通过黏附于阴道黏膜上皮，形成空间性的占位保护作用，维持阴道上皮的定植能力，同时乳杆菌处于竞争优势状态，可以阻止致病微生物的侵入。通过使用微生态制剂，使阴道内重建正常的优势乳杆菌，后者通过替代、排斥、竞争机制阻止致病微生物黏附于阴道上皮细胞，同时分泌细胞素、乳酸、表面活性物质、H_2O_2 等抑制致病微生物生长，使阴道菌群形成平衡的状态。Cohen 等的随机、双盲、安慰剂对照试验中表明，经过甲硝唑治疗后的 BV 患者，恢复以乳杆菌为主的阴道微生态环境有助于减少 BV 复发，同时杂菌减少。益生菌对 VVC 的治疗同样有辅助作用。一项随机对照试验中纳入了 1656 名非孕期单纯性 VVC 患者，与单独使用口服或阴道局部应用抗真菌药相比，同时给予口服或阴道用益生菌辅助治疗，可以改善 5~10 天内的短期临床治愈率、短期真菌学治愈率和 1 个月内的复发率，但对 1~3 个月的长期临床治愈率、远期真菌学治愈率无明显影响。

　　益生元在阴道炎症中也可起到辅助治疗的作用。有研究从 50 名 18~40 岁的非妊娠健康女性阴道分泌物样本中分离出包括卷曲乳杆菌、詹氏乳杆菌和阴道乳杆菌等菌株，低聚果糖和低聚半乳糖可在体外选择性刺激乳杆菌的生长，同时也可抑制大肠埃希菌、加德纳菌、生殖棒状杆菌和链球菌等，并选择性抑制假丝酵母菌的生长。一项研究中，乳糖醇、乳果糖、棉子糖和低聚果糖分别与共生的卷曲乳杆菌、阴道乳杆菌、加氏乳杆菌、詹氏乳杆菌、约翰逊乳杆菌和惰性乳杆菌共同作用后，乳果糖能够明显地刺激乳杆菌的生长，抑制阿托波菌、普雷沃菌、动弯杆菌和假丝酵母菌生长，同时通过刺激乳杆菌生成乳酸促进 pH 值降低。在一项体外试验中，灭菌后的岩藻多糖作用于益生菌鼠李糖乳杆菌后，随着岩藻多糖浓度的增加，益生菌生物膜的形成减少，益生菌的抗菌能力呈现先增加后降低的趋势。但并非所有类型的益生元对阴道炎症均能起到有益作用。阴道毛滴虫内存在降解果糖的酶，提示部分益生元在 TV 治疗中具有一定的局限性。此外，低聚果糖对惰性乳杆菌无明显的刺激生长作用并可能产生拮抗作用。

　　新兴的益生元如乳铁蛋白（lactoferrin, LF）也可在阴道炎症中发挥作用。LF 是一种铁结合糖蛋白，具有抗菌、抑菌、抗病毒、抗氧化、调节机体免疫和提高肠道对铁离子的吸收等作用，提示其在阴道炎症中的应用前景。一项前瞻性随机对照试验中，60 名 BV 患者分别在阴道局部应用不同

含量 LF 的药物 10 天，用药结束后 2 周，应用高 LF 药物的受试者 Nugent
评分显著降低，阴道内与 BV 相关加德纳菌、普雷沃菌等细菌明显减少，同
时乳杆菌丰度增加。

54. 微生态调节剂在阴道微生态中的应用前景

阴道内微生物群在数量和种类正常时，使阴道微环境处于微生态平衡状
态，发挥有益机体的作用。以抗菌药物为主的抗感染药物对致病微生物有独
特的作用方式，是人类与感染性疾病抗衡的重要武器。但随着抗感染药物的
广泛应用，又出现了旧病猖獗、新病肆虐，既往行之有效的药物的耐药性不
断增加，提高了生殖道感染尤其是下生殖道感染性疾病治疗的难度。微生态
调节剂的应用，不仅有助于减少抗菌药物引起的耐药性、二重感染和过敏反
应等，也有助于减少抗菌药物引起的不良反应。微生态制剂应用于阴道微生
态中，主要发挥两方面作用：一方面是杀死致病微生物或抑制其过度繁殖，
另一方面是影响宿主阴道局部的代谢，以恢复或重建阴道微生态正常环境。

抗菌药物在杀灭或抑制致病微生物的同时，也作用于阴道正常菌群，干
扰菌群间的微生态平衡，引起阴道菌群失调，所以在治疗阴道炎症时应从保
护阴道微生态环境的角度出发合理用药。菌群对于个体而言并非一成不变，
可随着个体的年龄和饮食习惯的变化而改变，要根据阴道微生态的特点和每
种微生态制剂的生物学特性应用药物。目前应用最多的微生态调节剂主要是
益生菌，也就是各类可发挥治疗作用的乳杆菌，筛选出健康女性阴道中出现
频率高的乳杆菌，有助于丰富下生殖道益生菌的种类，对乳杆菌衍生物机理
的探索有助于促进益生菌的开发。一项体外试验中，通过制备包含益生菌卷
曲乳杆菌 BC5、益生元低聚果糖和抗坏血酸等在内的合生制剂并完善制备
工艺，在 −2~8℃中保存 90 天后，在猪阴道黏膜上仍然能够维持有效的黏附
作用，同时乳杆菌的浓度无明显降低。探索更多的阴道微生态调节剂的剂型
和给药方式，有助于实现治疗个体化并提高疗效。保持益生元与益生菌之间
有效的协同作用，合理选择合生素制剂的菌种种类和数量，保持各成分的有
效活性作用，避免相互间的不利影响，在储存过程中最大限度地保留活菌种

的数量等，随着这些问题的深入探索和研究，将为生殖道感染的治疗带来新的革命。

（尚晨光　刘朝晖）

扫码查看
参考文献

第四章　阴道黏膜的修复

根据解剖部位的不同，女性生殖系统分为下生殖道和上生殖道，前者由复层鳞状上皮细胞覆盖，后者由单层柱状上皮覆盖。人类阴道黏膜被覆着复层鳞状上皮细胞，其向阴道腔内形成许多横行皱襞，上皮较厚为150~200μm，其表面积平均值为 87.46cm^2，可高达360cm^2，是致病菌入侵的第一道防线，完整的阴道上皮能阻止大多数致病微生物的侵袭性感染。相反，宫颈鳞柱交界面上的内膜上皮是单层柱状上皮，其抗感染能力差，且其表面积较小、颈管皱襞多，反而是许多性传播病原体［如沙眼衣原体（CT）、淋病奈瑟菌（NG）、生殖道支原体和HPV］的易感部位。手术、分娩、过度阴道冲洗、不当的性生活等均可导致阴道黏膜解剖屏障的破坏，导致阴道黏膜的天然防御功能受损。

现有阴道感染的诊治理念，将从单纯的杀灭微生物为主，逐渐转变至杀灭微生物的同时，促进阴道黏膜的修复，促进阴道微生态的平衡和免疫调节的治疗方案，从而减少阴道感染的反复发作。本章节将系统阐述阴道黏膜的构成及阴道黏膜修复疗法，旨在指导临床医师在诊疗过程中更全面地评估黏膜损伤程度，科学合理地应用黏膜修复剂，这将是生殖道感染性疾病诊治的革命性进步。

55. 阴道黏膜的解剖

阴道壁按组织学由内到外分三层，即黏膜层、肌层和外膜。阴道黏膜层又分为黏膜上皮层及黏膜下固有层。阴道黏膜固有层的浅层由结缔组织构成，其内含有丰富的毛细血管和弹性纤维，深层有较为丰富的静脉丛。阴道黏膜上皮层由非角化型复层鳞状上皮组成，即角质形成细胞。根据角质形成细胞的分化阶段和特点，从内向外可将其分为四层，即基底细胞层（basal cell layer）、副基底细胞层（parabasal layer）、中间细胞层（intermediate cell layer）、表层（superficial layer），详见文后图 1。而表皮组织属于角化的复层鳞状上皮，比阴道黏膜上皮多一层透明层（stratum lucidum），目前关于阴道黏膜上皮的分化鲜少报道，但从表皮组织的分化可以推断阴道上皮分化过程。目前，人们对阴道上皮细胞的分化仍知之甚少，但由于阴道黏膜也是一种复层鳞状上皮，故推测阴道和表皮分化有许多共同特征。

56. 阴道微生态中阴道黏膜有哪些重要作用？

与表皮一样，人类阴道上皮也有基底层及副基底层细胞，并经历角质形成细胞的终末分化，最终形成一层由扁平的特化细胞组成的角质化表层。基底层及副基底层细胞能够表达大量细胞角蛋白（cytokeratin K1、4、5 和 13）、谷氨酰胺转氨酶 –1 和 3、半胱氨酸蛋白酶（caspase）–14 及聚角蛋白微丝蛋白，但通常不会形成显著的角蛋白束，后者是角化表皮的特征。随着阴道上皮细胞的不断角化，许多细胞的胞核和细胞器逐渐消失，育龄女性的阴道表层细胞胞浆内含有大量糖原。研究表明，阴道黏膜上皮大约有 28 层细胞，每 4 小时就会有一层阴道上皮细胞脱落。表皮细胞脱落能够有效清除附着于阴道表面病原体，该过程可能受激素水平波动、性交和阴道机械性操作等影响。此外，脱落的阴道上皮细胞发生裂解，将其细胞内容物如糖原等释放到阴道管腔内，随后定植的乳杆菌能够分解糖原并产生乳酸，以维持阴道的酸性环境。

57. 阴道炎症时黏膜会出现哪些变化？

阴道上皮的结构在女性整个生命周期中都会发生变化，并且还受到激素水平和微生态环境的影响。激素水平对阴道上皮的厚度影响不大，但有研究报道雌激素水平能够影响糖原的合成。青春期前的阴道上皮较薄，仅由基底层和副基底层细胞组成。育龄期女性的阴道上皮增厚并形成明显的角化层。

绝经后阴道上皮变薄，糖原储备减少，表层细胞出现不同程度的角化。

阴道表层细胞是一种特殊的结构，不仅具有表皮的特征（如松散连接的扁平细胞，细胞核和细胞内细胞器缺失，细胞间连接稀少），还具有其他特征如糖原沉积及角化罕见。由于阴道表层细胞无紧密连接，也不会形成角化的脂质外膜，故有利于小分子物质如微生物、免疫细胞及免疫因子的穿透。目前大多数关于阴道上皮中基因表达的研究都是建立在尚未分化细胞系的基础上。这些阴道上皮细胞已被证实可以合成多种抗菌肽（antimicrobial peptide, AMP），如乳铁蛋白、分泌型白细胞蛋白酶抑制剂（secretory leukocyte protease inhibitor，SLPI）、elafin、人防御素-5、人β防御素-1和-2以及cathelicidin等，这类天然防御分子可能集中在阴道表层细胞的胞浆内及细胞外基质。刘朝晖团队的研究表明，阴道表层细胞能够分泌抗菌肽和免疫球蛋白，为阴道表面提供重要的免疫防御因子。尽管致病菌能够进入阴道表层细胞，但其很少通过完整的阴道黏膜上皮向下侵袭引发炎症，这可能是由于多种保护机制造成的：①阴道表层细胞的频繁脱落；②阴道表层中糖原储存有助于乳杆菌的生长增殖，从而维持阴道的酸性环境；③先天性和适应性免疫介质可渗透阴道表层细胞，从而发挥免疫防御作用。

已有研究证实，人类阴道壁组织中可能存在多种免疫细胞，但在阴道表层细胞内却鲜少观察到免疫细胞。大多数人类和小鼠的研究发现，多种致病菌感染后阴道黏膜中仅有少量散在分布且原位定植的T细胞，未见任何其他部位的T细胞浸润到阴道壁中。

本团队采用大鼠VVC动物模型证实，感染后阴道壁明显变薄，阴道黏膜层数及厚度显著降低，固有层细胞密集，黏膜层及黏膜下层或全层可见急慢性炎细胞（中性粒细胞及淋巴细胞）浸润，透射电镜证实感染真菌后（模型对照组）阴道表面被覆的鳞状上皮缺损，上皮细胞变性、坏死脱落，管腔内可见较多炎性渗出物及坏死组织，黏膜下固有层可见炎细胞浸润，上皮层可见炎细胞浸润，细胞间连接桥粒断裂，细胞间隙增宽，细胞内线粒体显著肿胀变性、基质密度下降，表层细胞表面微绒毛变少变短，糖萼消失。在阴道炎症发生的过程中，白细胞从阴道管腔的表层浸润至基底层，穿透阴道表层上皮。白细胞可以自由地穿过这层细胞，因为上皮细胞缺乏e-钙黏蛋白等黏附分子，尽管体外研究证实中性粒细胞对真菌具有强大的吞噬活性，但有动物研究表明阴道感染部位中中性粒细胞定位不稳定，且在清除阴道真菌负荷方面无显著作用，具体详见文后图2。

阴道上皮细胞作为非传统的关键固有免疫细胞，是宿主对抗病原入侵的第一道防线。阴道黏膜局部相对其他部位器官而言，能够形成"隔室化"的自身免疫系统。

58. 阴道黏膜修复的基础研究荟萃

激素替代疗法能有效修复阴道黏膜。外源性雌激素能与阴道上皮相应受体结合，促进阴道上皮细胞增生，促进表层细胞发生角化，增加细胞内糖原合成，维持阴道的酸性环境及稳态，改善阴道微生态环境；同时还能刺激阴道黏膜组织中巨噬细胞产生干扰素，增强阴道局部免疫功能。然而大量研究已证实，如长期应用雌激素而缺乏孕激素的拮抗作用，可能会增加子宫内膜细胞和乳腺腺上皮细胞的癌变率，增加静脉血栓的风险。阴道局部用药的全身不良反应较全身用药小，不规则阴道流血少见，但缺乏长期应用的全身安全性资料，长期使用者建议监测子宫内膜，根据内膜情况决定是否定期应用孕激素。

为避免雌激素的不良反应，中医药或生物制剂在黏膜修复中的作用逐渐显示出其优势。从中药或生物制剂中寻找修复黏膜的有效药物，成为现今医学界许多学者关注的热点之一。刘朝晖团队进行了一系列的临床与实验研究，经多次临床观察，阴道局部应用保妇康栓等中成药、壳聚糖凝胶及透明质酸后，阴道黏膜厚度较疾病组显著增加，阴道器官指数、糖原储存及弹力纤维增加，组织炎症损伤程度减轻，阴道上皮超微结构基本恢复至正常。

59. 修复阴道黏膜可用哪些手段？

阴道黏膜屏障的破坏可能存在多种病因，如各种阴道炎症导致的阴道黏膜损伤，绝经期或哺乳期导致的低雌激素水平状态、口服避孕药、乳腺癌患者使用抗雌激素药物及双侧卵巢切除等，需要根据其特定的病理生理改变进行个性化治疗。阴道黏膜修复分为两种主要方案：激素替代疗法和非激素替代疗法（表2）。

（1）激素替代疗法　激素替代疗法是一种能有效缓解因雌激素水平降低导致的阴道黏膜萎缩症状，是当前治疗萎缩性阴道炎的主要方法。雌激素水平的降低，可导致阴道胶原、弹性蛋白和透明质酸含量减少，阴道黏膜上皮组织变薄，阴道壁平滑肌组织增殖受损，血管形成减少，故可通过适当补充外源性激素来提高机体下降的雌激素水平、维持阴道微生态的动态平衡。但激素替代疗法需要长时间服药，全身雌激素用药（如口服或经皮）可能会增加了血栓形成、脑卒中、乳腺癌及子宫内膜癌发生的风险。而局部阴道用药主要是经阴道给予雌激素片剂、软膏及阴道环等，避开了肝脏的首过效应，不增加雌激素血药浓度，大大降低了激素补充治疗的潜在危险性，通常比全身用药能更有效地缓解泌尿生殖系统症状，有证据表明该方式对子宫内膜几乎无影响，但仍建议每年进行子宫内膜检测。此外，雌三醇的雌激素活性为雌酮的6倍，但是较雌二醇弱，对阴道和宫颈管具有选择性作用，因其在内膜细胞核中保留时间较短，对子宫内膜的影响极小。另普罗雌烯具有独特的双醚分子结构，属于局部发生生物效应的雌激素，生物半衰期 < 24 小时，药物直接作用于阴道黏膜，不被黏膜组织吸收，雌激素在体内没有蓄积，特别是在远离阴道的雌激素敏感器官（如子宫内膜），故也极少发生用药不良反应，具有良好的安全性。

（2）非激素替代疗法　如保湿剂、润滑剂、透明质酸、中草药、壳聚糖及激光治疗等，具体见表2。

表2　阴道黏膜修复的治疗方案

用药		功能
激素替代疗法		
局部用药	雌激素：雌二醇、雌三醇	促进阴道黏膜上皮增生，增加阴道胶原、弹性蛋白和透明质酸，促进血管形成，维持阴道上皮细胞功能
	雄激素：脱氢表雄酮、睾酮	在靶组织中转化为雄激素或雌激素，发挥对局部的生理作用，改善阴道成熟指数和阴道 pH 值

续表

用药		功能
全身用药	雌激素：雌二醇、雌三醇	促进阴道黏膜上皮增生，增加阴道胶原、弹性蛋白和透明质酸，促进血管形成，维持阴道上皮细胞功能
	选择性雌激素受体调节剂：奥培米芬	对阴道上皮有较强的雌激素激动作用，促进阴道黏膜上皮增生，而对子宫内膜或乳腺的增殖无促进作用，主要用于治疗中度至重度性交痛
非激素替代疗法		
保湿剂／润滑剂		安全性好，可有效缓解阴道干燥和性交痛等轻型症状，但无法根除病因
透明质酸		基底层细胞外基质的重要组成部分，维持阴道组织水分平衡，维持上皮功能及再生
中药		清热解毒，燥湿止痒，促进细胞代谢及血液循环，增强阴道壁的水分和柔韧性，促进阴道上皮细胞超微结构如糖萼的恢复，增加阴道上皮细胞层数及黏膜厚度，缓解阴道萎缩症状
壳聚糖		促进创面胶原蛋白形成，促进上皮组织修复增生，缩短愈合时间
阴道维生素 E 和维生素 D		维生素 D 通过激活维生素 D 受体、p-rhoa、p-ezrin 通路，促进角质形成细胞分化和增殖，降低了阴道的 pH 值和干燥度。脂溶性维生素 E 具有较强的抗氧化功能，防止组织的氧化损伤，促进血液循环及代谢，增强阴道壁的水分和柔韧性
激光疗法		促进血管重建，促进阴道黏膜上皮增生，促进上皮组织糖原储备及胶原形成
乳杆菌		乳杆菌能够增加阴道上皮细胞层数及黏膜厚度，促进阴道上皮细胞的超微结构恢复，修复线粒体形态与功能，恢复细胞间连接

60. 目前在阴道黏膜修复方面的应用现状和进展

目前对激素替代治疗越来越重视其长期使用的安全性，该疗法需根据适应证、效益和风险、方便性等来权衡使用。因此，如何正确运用激素替代治疗，降低其风险是兴利除弊的关键。根据患者具体情况制定个体化安全的治疗方案，治疗过程中要严密监测各种指标变化，适时调整激素用量。

虽然脱氢表雄酮（DHEA）及睾酮较雌激素具有较高的安全性，已被广泛使用多年，并且经常被用于代替激素替代治疗，但仍然会产生少许不良反应，出现一些雄激素增多的临床表现等问题，例如体毛变长、痤疮等，如何调整剂量及降低不良反应，还需要进行长期深入的研究去探讨合适的非激素类药物。

（李婷）

扫码查看
参考文献

第五章　阴道酸性环境的修复

　　外阴阴道感染（vulvovaginal infections, VVI）是一组因多种病原体感染并侵犯生殖道黏膜而引起的疾病的统称，全球有数百万患者受其困扰。越来越多的证据表明，VVI 的发病与阴道微生态的失调有关，而维持稳定、健康的阴道微生态中的关键一环便是确保阴道维持正常的弱酸性环境。近年来，阴道酸性环境的修复与维持被认为是治疗 VVI 中至关重要的组成部分，对减轻患者症状和改善患者预后有着重要的意义。本章节将阐述什么是正常的阴道酸性环境，为什么要维持阴道的酸性环境以及临床常用的恢复阴道酸性环境的方法。

61. 什么是正常的阴道酸性环境？

　　阴道正常的 pH 值维持在 3.0~4.5 之间，这在维持女性阴道健康方面起到重要作用，其中正常的阴道菌群是关键一环。女性阴道中存在大量的细菌，通过高通量宏基因组测序和 16S rRNA 测序，在女性阴道中发现了超过 250 种细菌。健康阴道中最常见的微生物是乳杆菌属，在雌激素的作用下，糖原在女性的阴道内沉积。乳杆菌属可利用糖原分解产生乳酸，从而将阴道 pH 值维持在 3.0~4.5 这一范围内。

62. 为什么要维持阴道的酸性环境？

　　阴道酸性环境的维持主要依赖乳酸。乳酸可抑制 BV 相关细菌和病原体的生长，也可以通过调节宫颈阴道上皮细胞的功能以防止相关病原体感染。乳酸还具有免疫调节作用，可以在体外诱导抗炎反应，减少宫颈阴道上皮细胞产生炎性细胞因子和趋化因子。乳酸的抗菌和免疫调节特性可能使其在抗菌药物治疗后有效治疗 BV 和 / 或恢复健康的微生物菌群环境。

阴道微生物群细菌组成的变化会导致 BV。它的特征是乳酸菌种类的显著减少或消失，伴随着以厌氧和兼性细菌为主的多样化微生物群的出现，如加德纳菌属、普雷沃菌和阴道阿托波菌，伴有挥发性胺的升高及阴道 pH > 4.5。许多研究表明，维持阴道 pH < 4.5 的酸性环境，可以防止致病细菌的过度生长，并使乳杆菌再生，这可能属于一种替代治疗方法，而不需要考虑移植而来的益生菌所产生的不良影响。

63. 恢复阴道的酸性环境有哪些方法?

常见的方法主要有使用酸化剂和益生菌。

（1）酸化剂的使用 研究证明，杀精缓冲胶，酸化精液或酸化阴道液，对 BV 有较好的治疗效果。H_2O_2 冲洗或 H_2O_2 阴道棉条可以降低阴道 pH 值，但该方法只能短期维持低 pH 环境，并且高浓度的 H_2O_2 不能促进乳杆菌属繁殖。阴道酸化剂主要有凝胶、卫生棉条和阴道栓剂等形式，其抑菌效率从 18% 到 80% 不等。在不同的研究中，酸化剂的使用疗程至少一周，并且只能抑制病原菌。

硼酸制剂是另一种临床常用的酸性制剂，具有清洁、收敛的作用，兼具抗细菌、抗真菌及抗病毒的功能，可以减轻患者阴道内炎症反应及瘙痒症状，加速伤口的愈合。常见的制剂有硼酸粉末、硼酸栓剂及含有 EDTA 成分的硼酸制剂等。研究显示，硼酸粉末在非白假丝酵母引起的 VVC 中具有重要作用，在 VVC 传统抗真菌治疗中失败，出现慢性化或复发时，硼酸粉末可以起到缓解症状的作用。除此之外，在控制复发方面，硼酸也显示出优越的效果。在 BV 以及 TV 的治疗中，硼酸的疗效仍不确定。

局部使用硼酸的安全性较确定，常见的不良反应包括局部烧灼感，尤以绝经期女性更明显。也有报道称使用硼酸后短期内同房会引起男伴性交不适感。长期应用硼酸的安全性尚不明确，可能因硼酸累积而出现慢性中毒，常见症状包括胃肠功能紊乱、贫血、乏力、精神错乱、脱发、月经紊乱及抽搐等。在长期应用硼酸制剂时应注意患者的不适主诉以避免慢性中毒。

应用乳酸也是一种降低局部 pH 值的方法。研究显示，联合使用甲硝唑和乳酸阴道凝胶（含有 225mg 乳酸和 5g 益生元糖原），优于单独使用甲硝唑，但美国疾病控制与预防中心等监管机构并未批准这些凝胶用于 BV 治疗。有研究证实，间歇性静脉滴注乳酸能有效治疗 BV 和预防 BV 的复发，并且当与抗菌药物联合应用于 BV 治疗时可能是最有效的。但在中国静脉滴注乳酸尚未被允许用于临床。

（2）益生菌的使用 口服益生菌所使用的菌种一般包含多种定植于消化道内的细菌，如乳杆菌和双歧杆菌。常用的乳杆菌制剂一般是发酵乳杆菌、植物乳杆菌、唾液乳杆菌、嗜酸乳杆菌、卷曲乳杆菌、鼠李糖乳杆菌、罗伊乳杆菌、短乳杆菌和加氏乳杆菌等菌种的组合，具体的使用方法在不同的临床研究中存在差异。益生菌可以通过产生乳酸及产生 H_2O_2 等方式，恢复阴道正常 pH 值、改善微环境并抑制病原体的生长，从而发挥控制及改善疾病的功能。

自然界中存在两种乳酸异构体，即 D- 乳酸以及 L- 乳酸。在阴道内，阴道上皮细胞和细菌均可以产生 L- 乳酸，而 D- 乳酸则被认为仅由细菌代谢产生。已有研究证实，L- 乳酸除了能调节阴道环境 pH 值之外，还具有特定的免疫调节功能，例如诱导促炎因子表达，促进淋巴细胞活化，抑制细菌生长等作用。相比之下，D- 乳酸的免疫效果尚不明确。值得注意的是，不同的乳杆菌亚型成为菌群优势菌时，阴道内的 L- 乳酸 /D- 乳酸的比例是不同的（表3）。离体培养研究显示，卷曲乳杆菌产乳酸等惰性乳杆菌主要产生 L- 乳酸，卷曲乳杆菌和加氏乳杆菌则可以产生两种类型的乳酸，而詹氏乳杆菌所产生的 L- 乳酸水平低于检测下限。因此，卷曲乳杆菌、加氏乳杆菌和詹氏乳杆菌可能与改善阴道微环境相关，而惰性乳杆菌的保护作用较其他类型的乳杆菌弱。

表3 不同乳杆菌亚型主导时阴道内两种乳酸产生情况

菌种	D- 乳酸浓度（mmol/L）	L- 乳酸浓度（mmol/L）	L- 乳酸 /D- 乳酸浓度比例
卷曲乳杆菌	0.32（0.26~4.80）	0.57（0.08~2.78）	0.48（0.22~0.98）

续表

菌种	D-乳酸浓度（mmol/L）	L-乳酸浓度（mmol/L）	L-乳酸/D-乳酸浓度比例
惰性乳杆菌	0.06（0.02~1.36）	0.57（0.26~3.10）	3.15（1.53~6.90）
加氏乳杆菌	2.92（0.23~5.60）	2.23（0.16~4.30）	0.73（0.69~0.76）
詹氏乳杆菌	0.45（0.02~0.89）	0.85（0.55~1.15）	2.02（1.29~2.75）

（肖冰冰）

扫码查看
参考文献

第六章　阴道免疫环境的修复

　　阴道上皮细胞、免疫细胞、免疫分子共同构成了一个完整的阴道黏膜免疫防御系统。这个黏膜免疫防御系统为机体提供不间断的时间上和不同生理部位空间上的防护，有效阻断生殖道性传播病原微生物的入侵。黏膜上皮细胞是微生物侵袭与机体免疫的初始交汇处，也是微生物感染的初始靶细胞。这种初始的相互作用能够启动机体对病原微生物最早的免疫识别和黏膜免疫应答，发挥协调和指挥后续的免疫分子、免疫细胞乃至免疫器官应答的重要作用。阴道上皮细胞除具有一般黏膜相关特性之外，为适应其生殖功能进化出一些独特的免疫识别和免疫应答机制。生殖道黏膜相关免疫功能特征很大程度上受生殖生理周期激素的影响。

　　国内外大量研究已证实，阴道黏膜免疫在女性生殖道感染的发生及防治中至关重要。本章节将全方位概述阴道黏膜免疫应答和有效防御机制、黏膜炎症改变、免疫应答的研究进展及科学前沿。

64. 阴道的天然免疫系统

　　固有免疫或天然免疫是种系发育和进化过程中形成的天然非特异性机体防御机制，是指出生后即有的、不需经过外来或潜在病理性抗原刺激、是抵抗病原微生物感染的最先产生的快速非特异性反应机制。阴道局部微环境受到精子抗原、炎性刺激以及阴道内共生菌的生物刺激，故需要对致病微生物感染产生快速固有免疫防护反应，对下生殖道共生菌产生复杂的免疫耐受。随着现代免疫学研究的不断进展，固有免疫在生殖道感染中的作用已越来越受到重视，固有免疫研究已成为免疫学研究的最活跃领域。

　　阴道的天然免疫系统主要包括：①物理、化学及生物屏障，如完整的皮肤、黏膜、黏液、纤毛、局部定植的微生物群、溶菌酶、抗微生物肽等；
②免疫细胞，包括树突状细胞、阴道上皮细胞、中性粒细胞、巨噬细胞及自
然杀伤细胞等；③免疫因子，包括天然抗体、补体系统及细胞因子等。2003
年，Grant 等报道当病原微生物入侵机体时，阴道黏膜上皮细胞表面可以表
达特异性模式识别受体（pattern recognition receptors，PRRs），可识别并结
合微生物表面保守的病原体相关分子模式（pathogen-associated molecular
patterns，PAMPs），激活依赖或非依赖核因子（nuclear factor，NF）-κB 等
相关信号转导通路，从而启动免疫应答，介导细胞因子及趋化因子等的产
生，促进非特异性免疫细胞聚集及特异性免疫细胞分化，诱导补体 C3、C4
激活等，起到抑制炎症、促炎症吞噬及抗真菌、调节免疫等作用。目前，
PRRs 能够识别细菌、真菌、寄生虫及病毒的多种 PAMPs，已知的 PRRs 包
括 Toll 样 受 体（Toll-like receptors, TLR；主 要 有 TLR2 和 TLR4）、NOD
样受体（NOD-like receptors，NLR）、C 型凝集素样受体（C-type lectin
receptors，CLR；主要有 dectin-1、dectin-2、树突状细胞特异性黏附分子
等）、RIG- Ⅰ样受体（RIG-Ⅰ-like receptors, RLRs），PAMP 包括细菌的鞭
毛蛋白、革兰阴性菌表面的脂多糖（lipopolysaccharide，LPS）、革兰阳性菌
产生的肽聚糖及脂磷壁酸，真菌表面的甘露糖、O- 甘露糖、β- 葡聚糖、海
藻糖等和病毒的核酸。

65. 阴道微生态中的阴道免疫有哪些重要作用？

近年来，阴道局部免疫的研究逐渐成为女性生殖道感染的热点，目前
研究最多的是 BV 和 VVC，但其发病机制还不清楚。阴道局部免疫包括固
有免疫及适应性免疫，既可对共生菌产生免疫耐受又可对致病菌产生免疫应
答。适应性免疫或获得性免疫包括细胞免疫和体液免疫。

（1）固有免疫应答　完整的阴道复层鳞状上皮及其表面的黏液层构成
的物理屏障，其独特的酸碱性、固有免疫系统与抗微生物因子的化学屏障以
及正常菌群的微生物屏障共同形成了阴道阻挡病原微生物入侵机体的第一道
防线。

①物理屏障：完整阴道复层鳞状上皮及黏液层的机械性阻挡作用、阴道上皮细胞的周期性脱落更新、阴道的弱酸性环境等解剖生理特点形成了天然的防御功能。

②化学屏障：阴道固有免疫细胞主要包括上皮细胞、成纤维细胞、自然杀伤细胞、中性粒细胞、巨噬细胞及树突状细胞。当病原微生物入侵时阴道局部固有免疫细胞会分泌许多免疫因子和抗菌肽等，如 IFN-α/β、IL-2、IL-4、IL-6、IL-8、IL-17、人类防御素、溶菌酶、乳铁蛋白、白细胞蛋白酶抑制因子（secretory leucocyte protease inhibitor，SLPI）、表面活性剂 A 及抗体等调节体液免疫及细胞免疫应答，通过直接或间接杀死病原体或抑制病原体生长起到抵御感染的作用。

③微生物屏障：健康女性的阴道主要是由以乳杆菌为优势菌的微生物菌群构成。乳杆菌通过黏附竞争、营养竞争及免疫调节机制抑制致病微生物侵袭阴道上皮细胞。同时乳杆菌分泌 H_2O_2、细菌素、细菌素样物质和生物表面活性剂等抑制致病微生物生长，从而维持阴道微生态环境的平衡。（详见第二章第三节）

（2）适应性免疫应答　适应性免疫又称获得性免疫或特异性免疫，是指机体受抗原刺激后，抗原特异性淋巴细胞（T 淋巴细胞及 B 淋巴细胞）识别抗原，发生活化、增殖、分化和效应的过程。适应性免疫应答包括细胞免疫和体液免疫，分别由 T 淋巴细胞、B 淋巴细胞介导。

①细胞免疫：适应性细胞免疫对某些细菌、真菌及病毒感染均有重要的防御作用。抗原特异性 T 淋巴细胞如 CD4$^+$ 辅助型 T 细胞（T helper，Th）及 CD8$^+$ 杀伤性 T 淋巴细胞（cytotoxic T lymphocyte, CTL）参与机体抗多种生殖道感染。CD4$^+$T 细胞可分为 Th1、Th2 及 Th17 细胞，Th 细胞能够释放多种细胞因子，招募并激活巨噬细胞，最终发挥清除细胞内致病菌的作用，而 CTL 则能直接杀伤被微生物感染的靶细胞。不同病原体可诱导不同的 T 细胞亚群参与免疫应答，这与其产生的细胞因子谱有关。

②体液免疫：人阴道黏膜基底层存在可产生免疫球蛋白 IgM、IgG 和分泌型 IgA（secretory IgA，sIgA）等的浆细胞，表明阴道局部存在着由 B 细胞介导的免疫应答即体液免疫。与其他黏膜部位相比，阴道组织中主要的同

型抗体是 IgG，而非 IgA，上述抗体的分泌可被激素水平调节。2016 年，李婷、刘朝晖等率先报道了人阴道上皮细胞可表达免疫球蛋白类物质 IgG，打破传统免疫学观点，初步证实这种非 B 细胞来源的 IgG 可能发挥保护性抗体的作用，其可能通过提供免疫防御或维持阴道上皮细胞的生存，从而参与阴道黏膜的屏障功能。在女性生殖道中，抗体通过病原体的中和作用、调理作用和溶解杀伤等机制促进病原体清除。

66. 阴道炎症时局部免疫会出现怎样的变化？

下生殖道微生物的感染可能造成黏膜炎症反应，局部细胞因子在免疫反应中起着重要作用，并与局部炎症的发生息息相关。致病微生物的 PAMP 与先天免疫细胞表面的 PRR 结合，激活信号传导通路，从而产生细胞因子介导 Th 细胞向 Th1、Th2 分化，Th1 细胞分泌促炎因子 IL-2、IL-12 和 IFN-γ（又称为 Th1 类细胞因子），介导炎症反应以及细胞免疫应答，Th2 细胞分泌抗炎因子 IL-4、IL-10（又称为 Th2 类细胞因子），而刺激 B 淋巴细胞的增殖、分化以及抗体的产生，介导体液免疫应答。已有研究者们采用各种实验模型证实 Th1 细胞介导的细胞免疫应答在宿主抗胞内病原体的感染中具有重要作用，一般认为 Th1 细胞介导的细胞免疫应答发挥着主要抗细胞内细菌、病毒等病原微生物感染的作用，而 Th2 细胞介导的体液免疫应答则可以抑制免疫炎症，细胞与感染的持续和慢性化有关，从而发挥着增加黏膜感染易感性的作用。

67. 阴道局部免疫的基础研究荟萃

人类阴道黏膜既无腺体亦无分泌上皮，早期有学者推测阴道无局部免疫反应，然而人们后来发现阴道局部免疫应答是女性生殖道防御机制中最关键的环节之一。近年来，有关阴道免疫的研究主要集中于阴道局部 Th1/Th2 细胞因子方面的研究。正常情况下，机体 Th1/Th2 处于动态平衡，但当遭受病原体感染、应激反应及创伤等时，该平衡即被打破。大多数学者认为，下生殖道感染与 Th1/Th2 失衡有关，向 Th2 介导的体液免疫应答偏移，但目前学术界对不同的下生殖道感染的阴道局部 Th1/Th2 细胞因子的变化规律仍然存在着争议。2006 年，张岱等报道 VVC、BV 及 TV 患者阴道灌洗液中 IL-2 及 IL-4 水平与同期对照组相比无明显差异。2016 年，何淑莹等报道 BV 和 VVC 患者阴道灌洗液中的 Th1 细胞因子 IFN-γ、IL-2、IL-12 值均显著低于对照组；而 BV 和 VVC 两组 Th2 细胞因子 IL-4 和 IL-10 水平与对照组相比无统计学差异。2017 年，李婷、刘朝晖等采用阴道上皮细胞模型证实，以真菌感染后阴道上皮细胞所分泌的细胞因子向 Th1 偏移。TV 的发生及持续感染也同样存在 Th1/Th2 偏移，有研究表明无症状 TV 感染患者 Th1 类细胞因子的高表达，而 Th2 类细胞因子无差异，导致 Th1/Th2 向 Th1 偏移，而有症状 TV 患者则表现为 Th2 偏移，提示 Th1 免疫应答可能在维持低感染水平发挥重要作用，而 Th2 免疫应答可能在 TV 感染期间发挥抗炎作用。近几年，人们对黏膜真菌感染的适应性免疫应答的认识快速深入，其中最令人瞩目的是 Th17 免疫应答打破了传统的 Th1/Th2 免疫应答模式。Th17 细胞是 T 细胞分化过程中一种特殊的细胞亚群，Th17 CD4$^+$T 细胞主要是分泌 IL-17A、IL-17F 及 IL-22 细胞因子，区别于 Th1 类及 Th2 类细胞。Th17 免疫应答在宿主抗细胞外细菌和真菌感染中起到关键作用，尤其是在上皮表面。其主要功能是促进中性粒细胞的动员、募集和活化，介导促炎症反应，此外 IL-17 还可能增强阴道 Th1 细胞对胞内病原体的免疫应答。

68. 如何改善阴道局部免疫？

（1）抗体及疫苗 利用疫苗的免疫原性刺激机体的免疫系统产生抗体或激活免疫细胞以抵御强毒性的病原体侵袭。增强阴道局部免疫对女性性传播疾病的预防和治疗至关重要，从理论上认为，局部应用抗体或疫苗可刺激女性生殖道免疫。Whaley 等构建单纯性疱疹病毒（herpes simplex virus, HSV）感染动物模型并报道了经阴道给予特异性的抗 HSV 单克隆抗体可使感染病灶消退，提示阴道给予抗 HSV 抗体有助于防止生殖道疱疹感染的性传播。生殖道是 HIV 感染的主要部位，实验研究表明局部直接使用特异性抗体可减少 HIV 对这些部位的感染。此外，HIV 疫苗可以激发和促进阴道局部促炎因子及趋化因子的分泌。局部细胞介导免疫缺陷或受抑制可能是 RVVC 的顽固复发原因之一。研究者在抗假丝酵母菌疫苗的研究上作出了许多尝试，疫苗种类涵盖了减毒活疫苗、重组蛋白和糖复合物等，仅有极少数经历过Ⅰ期和Ⅱ期临床试验。到目前为止还没有可以预防 VVC 发生的疫苗面世。

（2）乳杆菌　乳杆菌可刺激宿主的阴道局部免疫，加强吞噬细胞的吞噬能力，增强 T 细胞的增殖、分化和产生细胞因子的能力，可在循环中诱导特异性 IgG 分泌，提高黏膜的屏障作用，增强宿主免疫防御功能。刘朝晖团队研究的动物实验表明，卷曲乳杆菌及德氏乳杆菌在维持阴道免疫稳态中起着不可或缺的作用，能通过抑制阴道上皮促炎细胞因子的释放来降低组织病理损伤，同时促进保护性上皮来源的 IgG 表达。

（3）中草药　中医药治疗生殖道感染性疾病的机制与阴道局部免疫密切相关，多种中草药具有广谱抗病原微生物、抗炎、促进机体免疫反应等作用。增强 Th1 细胞的活性，影响细胞因子、防御素、sIgA、IgG 及 IgM 的分泌，从而提高宿主的免疫功能，同时抑制 Th2 细胞活性，从而减轻机体的炎性反应来起到抗感染作用，而且中西药合用时具有协同作用。中药复方成分复杂，作用靶点多，随着阴道局部免疫防御机制及中药药理研究的深入，中医药对生殖道感染的治疗作用机制可以得到更明晰的阐释，从而更好地指导临床治疗及促进新药开发。

（4）其他　干扰素（IFN）是抗病毒蛋白基因，可抑制 DNA 复制及 mRNA 转录，增强巨噬细胞的吞噬作用，调节特异性免疫功能，发挥抑制病毒的效果。干扰素可有效抑制阴道上皮内瘤变患者 HPV 病毒蛋白合成及分泌，增加整体抗阴道病毒感染效果，提高临床疗效。研究证实重组人 IFNα-2b 能够通过激活Ⅰ型干扰素反应，促进免疫平衡向 Th1 偏移，激活 Th17 免疫应答，上调阴道上皮源性 IgG 的分泌，在保护宿主抗 VVC、萎缩性阴道炎及 HPV 感染等免疫反应中可能起着重要的保护作用。

臭氧分子（O_3）具有很强的氧化性，其强氧化作用能快速破坏致病菌的生物结构。臭氧的广谱灭菌活性不仅是在于其强氧化性，还在于其免疫激活作用，臭氧能够通过激活巨噬细胞和吞噬细胞的免疫应答，提高自然杀伤细胞的杀菌活性，促进各类 DNA 依赖的细胞因子和抗体的产生，增强局部组织抵抗力，降低了炎症产物的产生。目前在阴道局部的免疫研究尚需进一步临床研究验证。

69. 目前在阴道免疫环境修复方面的应用现状和进展

细菌或真菌形成生物膜感染机体后引发的免疫机制目前鲜少报道。当生物膜形成并成熟后，采用精准策略长期逃避宿主免疫细胞的识别和清除，使免疫系统无法清除生物膜。阐明免疫细胞识别生物膜的信号通路可提供靶向治疗生物膜感染的候选分子，若能找到针对生物膜的特异性抗体则可在生物膜的快速检测和预防上作出很大贡献。生殖道黏膜免疫系统是一个结构独立、功能复杂的免疫网络，受到性激素复杂而精密的调节，将可能是未来感染微生态学研究的目标和方向。

当病原体入侵阴道上皮时，引起感染的发生，机体对致病菌感染最初的防御是炎症激活和固有免疫应答，通过抗感染免疫来抵抗病原体的入侵、黏附及繁殖。而阴道局部免疫应答受宿主 – 致病菌多种因素的调节，对人类阴道免疫学的了解尚有待完善，随着分子免疫学和分子生物学技术的发展，基因工程抗体、分子疫苗、免疫佐剂等免疫技术的应用，阴道免疫学在生殖道感染治疗与预防中的重要性已日益凸显出来。黏膜免疫疫苗的研制和发展前景可观，增强黏膜免疫将成为抵抗生殖道感染的新策略，但黏膜疫苗的应用仍面临许多困难，如何能开发出经济、高效、对人体无害的佐剂以及可靠的黏膜传递系统等是当前最具挑战的难题之一。

（李婷）

扫码查看
参考文献

第七章　女性内分泌调整在阴道微生态修复中的作用

　　雌、孕激素是女性发挥内分泌功能最主要的激素，与阴道微生态的平衡状态有密切关系。在雌、孕激素的影响下，月经周期根据卵巢和子宫内膜的变化，可分为卵泡期（增生期）、黄体期（分泌期）和月经期。①从月经停止到排卵为止称为卵泡期。此期开始时，血中雌、孕激素都处于低水平，到排卵前一周左右，血中雌激素浓度快速上升，到排卵前一天左右，血中雌激素浓度将达到顶峰。在卵泡期，子宫内膜增厚、腺体增多、变长，故也称为增生期。②从排卵起到下一次月经来潮前，称为黄体期。此期，血中孕激素浓度会明显升高。子宫内膜在雌激素作用的基础上又接受孕激素的刺激，内膜细胞糖原的含量增加，腺管分泌含有糖原的黏液，故为分泌期。若卵子未受精，则黄体退化，进入月经期。③从月经来潮直到出血停止，称为月经期。此期血中雌、孕激素含量迅速下降到最低水平，子宫内膜血管出现痉挛性收缩，随后产生子宫内膜脱落和出血。当环境因素或者外界干预打破了阴道微生态的平衡，会使阴道微生态进入脆弱状态，更容易导致致病微生物的繁殖和侵犯，出现各种阴道炎症。已有研究表明以上女性内分泌的变化会影响阴道微生态的稳定性。

70. 阴道微生态中雌、孕激素有哪些作用？

　　（1）雌、孕激素对阴道上皮的作用　　阴道壁从内到外由黏膜、肌层和纤维组织构成。阴道黏膜是复层鳞状上皮，无腺体，阴道上三分之一段的黏膜受性激素影响有周期性的变化。雌激素可以刺激阴道黏膜基底细胞增殖分裂、促进角化细胞形成以及修复破损的黏膜，在雌激素的作用下，阴道上皮的复层鳞状上皮细胞增生、成熟、表层上皮细胞角化，增厚的上皮细胞富含糖原，乳杆菌分解糖原形成乳酸，还可产生 H_2O_2 等，维持阴道的酸性环境，抑制致病微生物的增殖。孕激素则加快阴道上皮细胞的脱落，降低阴道内乳杆菌的数量和阴道清洁度。

（2）雌、孕激素对阴道 pH 值的影响　育龄女性阴道 pH 值的正常范围为 3.8~4.4，阴道的酸性环境由阴道上皮内的糖原含量和阴道中的乳杆菌决定。在雌激素的作用下，阴道上皮细胞的糖原含量增加，在乳杆菌的作用下产生乳酸，维持阴道的酸性环境。

（3）雌、孕激素与阴道菌群　健康女性阴道中的菌群黏附于阴道壁黏膜表面，参与物质代谢、营养转化等。有益菌群的代谢产物有助于防止致病微生物过度繁殖，有助于维持阴道内环境的稳定。

有研究认为，白人女性月经期因为雌、孕激素水平下降及偏碱性的经血冲刷，会造成阴道菌群多样性增加及阴道微环境稳定性下降。基于这项研究，刘朝晖团队对 11 位月经规律的健康育龄女性体检，分别在月经期（第 2~3 天）、卵泡中期（第 7~8 天）及黄体中期（第 21~22 天）留取阴道分泌物进行宏基因组测序及菌群分析，结果发现，入组女性阴道菌群多样性表现为月经期＞黄体期＞卵泡期，虽然阴道菌群多样性在黄体期较卵泡期略有增加，但阴道优势菌类型自月经期至卵泡期再到黄体期却逐步向好的方向转化，即可以观察到入组女性优势菌由加德纳菌（月经期）—惰性乳杆菌（卵泡期）—卷曲乳杆菌（黄体期）的改变。故将入组女性阴道优势菌的演变过程总结为以下几种类型：①稳定型，整个月经周期阴道菌群呈现出较强的稳定性，优势菌群主要是卷曲乳杆菌和惰性乳杆菌；②更替型，出现了优势菌类型的大规模转变／更替；③转化型，在原有优势菌类型基础上，随着月经周期演变，出现菌种优势比例的转化；④反复型，指阴道优势菌类型自月经期至卵泡期短暂好转后，黄体期再次回归月经期的现象。通过以上研究可以看出，在雌、孕激素的影响下，女性阴道优势菌群与菌群多样性是动态变化的。

既往有许多国外学者试图系统地归纳这一演变模式：如① Walker 曾提出的"Drivers（核心作用的主导菌属）和 Passengers（共存在该环境中但并

不发挥主要作用的菌群）"模式，平时提到的以乳杆菌为绝对优势的阴道菌群就属于这种模式；②Ehrlich 等提出的"Rivet"模式认为量变引起质变，只有某一菌种的数量达到一个阈值之后才会出现该生态系统功能的大转变。为了了解女性阴道菌群到底是同时遵循以上两种模式还是其中之一，还需进行更多大样本的前瞻性研究。

71. 阴道炎症时为何经常有月经方面的问题?

当外界干预或阴道局部的免疫力下降，阴道微生态的平衡被打破，难以抵御致病微生物的过度繁殖，进而导致阴道炎症发生。在月经周期的不同时期，阴道菌群会随之发生变化。月经期是雌、孕激素水平显著降低、分泌期子宫内膜剥脱的结果，雌、孕激素水平降至最低，月经血的冲刷作用，阴道菌群会发生一过性失衡，乳杆菌的优势作用相对减弱，同时，月经血为致病微生物提供了良好的培养基，为阴道炎症的发生提供条件。月经不同时期阴道的 pH 值也有区别，排卵期阴道内的 pH 值低于卵泡期，妊娠期的 pH 值更低。月经期前后的阴道微生态状况相对较差，导致一些阴道炎症的发生，如 TV、BV 等，这也与较低水平的雌激素有关。黄体期雌激素水平均较高，适宜于在酸性环境生长的假丝酵母菌更容易繁殖，故 VVC 在月经前更易发作。月经失调的女性，下丘脑 – 垂体 – 卵巢轴功能失调，异常的性激素水平和异常的阴道流血也会引起阴道微生态的失衡。

72. 激素水平对阴道炎症的基础研究荟萃

国内外研究显示，阴道的低 pH 值与加德纳菌、大肠埃希菌等呈负相关。不同年龄段的女性，由于体内激素水平的变化，阴道的 pH 值也在变化，阴道微生态的状态也随之发生改变。一项动物实验研究发现，性激素的改变能调节大鼠阴道分泌 IgA 和 IgG 的水平，动情期阴道 IgG 含量下降，可能与阴道黏膜增厚使血清 IgG 漏出减少有关，动情期前 IgA 含量增高，与同期阴道分泌 IgA 的浆细胞数量增多有关，高水平 IgA 对阴道有保护作用。经过雌激素治疗的小鼠，阴道内种植假丝酵母菌芽孢后，机体产生迟发性变态反应，刺激 Th1 细胞产生 IL-2、IFN-γ 及 Th2 细胞产生 IL-4、IL-10，这些细胞因子会抑制机体对假丝酵母菌的抵抗力。一项体外实验中发现，无论雌激素还是孕激素对假丝酵母菌特异免疫都呈抑制作用。这可能是月经前 VVC 容易复发的原因。

孕激素会降低阴道内乳杆菌的数量和阴道清洁度，妊娠期高水平的孕激素可能使阴道内乳杆菌减少，其他菌群占有优势地位，容易导致阴道内菌群失调，进而发生生殖道感染。有研究显示，宫内放置曼月乐前后 VVC、AV、BV 的发生率无明显差异，但是会增加 VVC、AV 及 BV 的发生风险，这可能与曼月乐定期释放少量的孕激素导致阴道局部的抵抗力降低有关。

73. 女性内分泌调节在阴道微生态修复中的应用现状和进展

阴道黏膜的修复主要包括促进阴道黏膜增殖、促进破损黏膜愈合以及恢复局部免疫功能。雌激素与阴道黏膜的修复有密切关系。应用雌激素修复阴道黏膜是目前临床上常用的一种方法。

萎缩性阴道炎是绝经后女性的常见疾病，临床表现为外阴瘙痒、烧灼痛等症状，严重影响患者的生活质量。针对病因，补充雌激素是目前公认的有效治疗方法，通过修复破损的阴道黏膜帮助恢复阴道微生态平衡。绝经后激素补充治疗是改善绝经症状、减少绝经相关症状的重要手段，用药途径包括全身用药及阴道局部用药，用药一段时间后可使阴道上皮细胞增生、变厚、糖原增加，乳杆菌重新恢复活力，维持阴道的酸性环境，抵御致病微生物的过度繁殖。有研究认为局部联合应用雌激素和抗菌药物等对促进阴道黏膜的修复作用优于单独使用雌激素，但目前还缺乏大规模的临床研究。

（王和舒琦　尚晨光　刘朝晖）

扫码查看
参考文献

第八章　阴道微生态修复对人乳头瘤病毒感染及宫颈病变的影响

人乳头瘤病毒（HPV）是乳头瘤病毒科乳头瘤病毒属的小环状双链 DNA 病毒。HPV 只感染人体，可分为 100 多种亚型，根据组织嗜性又可进一步分为嗜皮肤及嗜黏膜型。大于 40 种的黏膜型 HPV 可感染生殖系统，有 15 型被定义为高危型，即 HPV 16、18、31、33、35、39、45、51、52、53、56、58、59、66 及 68 型，几乎所有的宫颈癌的发生均由这 15 种高危型 HPV（high-risk human papilloma virus, hrHPV）持续感染导致。70% 宫颈癌由所有高危型中致癌性最强的 HPV16/18 型引起。虽然 hrHPV 感染是导致宫颈病变的头号杀手，但 HPV 本身的特性及 HPV 感染的特点使得宫颈病变有了筛查及预防的机会。

女性感染 HPV 最高峰年龄在 20~30 岁之间，80% 女性在 50 岁之前发生过 HPV 感染。虽然 HPV 的感染及复发很常见，但约 90% 属于一过性感染，机体免疫力可使 HPV 在 6~18 个月内清除。仅少数持续 hrHPV 感染的女性会逐渐发展为宫颈癌。因此，从初次性生活到 HPV 感染及宫颈病变发生发展过程中，可以进行有效干预。HPV 疫苗的研制成功虽然为 hrHPV 感染的预防开启了新的里程，但因其价格、适用人群、货源及副反应等问题尚需努力普及。预防 hrHPV 感染及宫颈病变仍任重而道远。

目前已有诸多研究证实 HPV 持续感染和清除与女性下生殖道菌群微环境和免疫微环境密不可分。本章节将系统陈述女性下生殖道微生态环境和 HPV 感染的关系，阐述下生殖道微生态修复对 HPV 感染及宫颈病变发生发展的潜在影响。

74. 人乳头瘤病毒感染及宫颈病变的女性阴道微生态状况如何？

正常阴道菌群多样性相对较低，以乳杆菌为主导的多样性较低的阴道菌群代表了相对"健康"的阴道环境。菌群多样性增加可能预示阴道微生态环境的健康状态被打破。早期关于阴道微生态菌群的认知，仅局限于传统的细菌培养方法，对于阴道内细菌组成、细菌功能的了解，缺乏完整的认识。近年来，分子生物学技术得到快速发展，特别是以高通量测序为代表的技术突破，为阴道微生态研究提供了全新的方法和思路，使人们对阴道菌群的结构及功能特性的认知取得了突破性的进展。

Lee 等在 2013 年首次应用新一代测序技术分析了 HPV 感染与阴道菌群的关系，研究纳入 16 对育龄单卵双胎姐妹，其中 7 对均患 HPV 感染，另外 9 对仅 1 人感染 HPV，研究发现 HPV 阳性者阴道菌群多样性明显增加且乳杆菌属明显减少。进一步菌群差异分析发现，梭菌门纤毛菌属可能是导致 HPV 感染的目标菌种。此研究在 HPV 与阴道菌群的关系探索中具有里程碑式的意义。随后越来越多的横断面研究证实，HPV 感染者下生殖道菌群多样性增加，乳杆菌减少，厌氧菌等有害菌增多即 CST Ⅳ型菌群类型更多见。既然 HPV 感染女性阴道菌群多样性增加，那么阴道菌群微环境恶化的程度是否和宫颈病变的严重程度相关呢？

关于阴道菌群与宫颈病变的关系，既往研究一直存在争议。Mitra 等曾选取 169 位女性进行横断面研究（20 例正常对照，52 例低级别鳞状上皮病变，92 例高级别鳞状上皮病变和 5 例宫颈浸润癌），利用 Illumina Miseq 平台扩增细菌 16S rRNA 基因的 V1~V2 高变区，菌群分析得出宫颈病变同样与阴道菌群多样性增加及乳杆菌减少有关，随着宫颈病变程度的升高，CST Ⅳ型菌群明显增加，其中低级别鳞状上皮病变（low-grade squamous intraepithelial lesion，LSIL）、高级别鳞状上皮病变（high-grade squamous intraepithelial lesion，HSIL）及宫颈癌者中出现 CST Ⅳ型菌群的风险分别升高了 2、3、4 倍，且 HSIL 者阴道纤毛菌属、四联厌氧球菌属及消化链球菌属明显增加。Audirac 等关于 32 位墨西哥女性的研究与上述结果类似。Oh

等在韩国同样进行了阴道菌群与宫颈病变关系研究，纳入 70 名宫颈上皮内瘤变（cervical intraepithelial neoplasia，CIN）患者及 50 名正常对照，得出 hrHPV 感染者中如果阴道厌氧球菌、加德纳菌、惰性乳杆菌增多及卷曲乳杆菌减少，那么未来患 CIN 的风险将提高 34.1 倍，单纯阴道厌氧球菌增多或惰性乳杆菌增多会使 CIN 风险分别增加 29.9 及 10.9 倍。然而，不同于上述三个研究，Piyathilake 等利用狄利克雷多项混合模型研究了 340 例 HSIL 女性及 90 例 LSIL 女性的阴道分泌物，结果并未发现阴道菌群多样性增加与 HSIL 有相关性。虽然这些存在争议，但是目前主流观点仍然认为即便不考虑 HPV 状态，CST Ⅳ型仍然和宫颈病变严重程度增加相关。Laniewski 等在 2018 年的研究中进一步提出，纤毛菌属是唯一一个在没有任何级别病变的 HPV 感染女性和有癌前病变及宫颈癌的女性中均显著富集的菌种，说明这一菌种可能代表了 HPV 感染及宫颈病变进展的宏基因组标记。

在此需特别提出的是，由于"女性上生殖道无菌"这一传统观念的限制，既往有关女性生殖道菌群的研究大都集中于阴道菌群。而 2017 年吴瑞芳等首次发现女性宫颈及上生殖道同样分布着众多菌群，且女性生殖道自下而上存在着菌群类型的差异及一定的相互转化关系。菌群由下生殖道的厚壁菌门优势类型逐渐演变为上生殖道的变形菌门、放线菌门及拟杆菌门等优势类型。宫颈菌群相比于阴道菌群表现为乳杆菌属减少，菌群多样性增加。刘朝晖团队的前期横断面研究同样证实女性宫颈菌群的多样性明显高于阴道菌群，宫颈变形菌门较阴道明显增加，HPV 感染女性宫颈菌群中 γ - 变形菌纲的部分菌属明显升高。这说明宫颈和阴道作为女性下生殖道重要组成部分，虽然在解剖结构上相通，然而在局部微生态组成上却存在区别。因此，将阴道微生态环境与宫颈区分研究存在一定的必要性。

75. 阴道微生态与人乳头瘤病毒感染及宫颈病变是否存在因果关系？

上述研究表明，女性阴道微生态环境和 HPV 感染及宫颈病变相关，然而横断面研究终究有其局限性，这些研究并不能揭示菌群与 HPV 持续感染及宫颈病变发生发展的因果联系，到底是下生殖道菌群的异常易化了 HPV 感染？还是 HPV 感染加速并导致了下生殖道菌群异常？

在此背景下，Brotman 等对 32 例性活跃育龄女性进行了长达 16 周的阴道分泌物自采样前瞻队列研究，每人每周采样 2 次，结果提示 CST 类型和 HPV 的持续或清除相关，CST Ⅲ及Ⅳ型更容易感染 HPV，感染 HPV 后以加氏乳杆菌为优势的 CST Ⅱ型可以以最快的速度清除急性 HPV 感染，但该研究样本量较小。2019 年 Nele 等对阴道微环境失调与宫颈 HPV 感染及宫颈癌的关系做了系统回顾，从 1645 篇文章中选取了 15 篇前瞻性研究（2003 至 2017 年间发表），提示阴道微环境失调可以增加 HPV 感染风险（OR=1.33）及 HPV 持续的风险（OR=1.14）。

因此，目前研究倾向于阴道微生态紊乱诱发了 HPV 感染及宫颈病变，那么阴道菌群环境紊乱是如何诱发了 HPV 感染及宫颈病变呢？可能的机制如下。

（1）阴道 pH、乳酸、H_2O_2 改变　在雌激素作用下，乳杆菌属可以促进糖原分解产生大量乳酸，维持阴道相对较低的 pH 环境。阴道酸性环境可以抑制相关病原菌的生长，如 CT、NG 和加德纳菌等，从而降低 HPV 感染风险。一项纳入了 9165 名女性的研究发现阴道 pH ＞ 5 可以使育龄女性感染 HPV 的风险增加 10%~20%。尽管乳酸造成的低 pH 环境在 HPV 感染及宫颈病变的发生上起到了积极的保护作用，然而乳酸的特定异构体却可能对 HPV 感染有易化作用。乳酸作为一种高旋光性分子，分为 L- 乳酸及 D- 乳酸，前者主要由卷曲乳杆菌、加氏乳杆菌及詹氏乳杆菌产生，后者则主要由惰性乳杆菌及其他相关厌氧菌产生。CST Ⅲ及Ⅳ型女性阴道内 L- 型异构体比例较高，这可能造成细胞外基质金属蛋白酶诱导因子增加，使细胞外基质金属蛋白酶 -8 表达增加，从而影响宫颈上皮完整性，有利于 HPV 感染基底细胞并大量繁殖。相比之下，D- 型异构体有利于增加宫颈及阴道黏液的黏稠度，使 HPV 黏附于局部而无法侵入上皮深层。因此，以惰性乳杆菌为主导的Ⅲ型阴道菌群更容易向Ⅳ型转化。而卷曲乳杆菌为主的阴道环境 pH 最低，最不宜向Ⅳ型转化。H_2O_2 抗菌及抗病毒特性的发现主要源于前期对 BV 患者的临床观察结果，即 BV 高发的女性阴道内产 H_2O_2 的细菌减少。惰性乳杆菌为主导的阴道菌群类型和 HPV 感染及 CIN 发生相关，这也缘于惰性乳杆菌不能产生 H_2O_2。然而也有一些研究认为细菌在阴道内的低氧环境下并不能产生大量 H_2O_2，体外实验中仅仅生理剂量的 H_2O_2 并不能观察到对 BV 相关厌氧菌的生长抑制作用。这一机制仍需要进一步探讨。

（2）细菌素的产生　细菌素是指由细菌产生的可以对其他细菌的生长起抑制或杀灭作用的物质。厌氧菌生物膜的形成和阴道大量厌氧菌过度生长相关，尤其是加德纳菌生物膜，而细菌产生的表面活性物质可以改变其他细菌的表面张力，减少细菌间黏附及生物膜形成，从而有利于维持良性阴道环境。此外，由卷曲乳杆菌产生的可以在肠道及生殖道黏膜起作用的乳杆菌上皮黏附素可以抑制加德纳菌在阴道黏膜上的黏附。惰性乳杆菌为主的阴道环境因缺乏上述保护性物质而呈现出不稳定的状态。细菌素的详细作用机制仍有待进一步研究。

（3）生殖道黏膜及鳞状上皮完整性的破坏　Borgdorff 等利用新一代测序技术及蛋白质组学的方法对 50 名性工作者进行了阴道环境的研究，认为阴道菌群紊乱可能造成主要阴道上皮骨架蛋白的破坏，加快上皮细胞死亡，导致上皮损伤及去鳞化。上皮的损伤进一步易化 HPV 侵入上皮基底层，造成 HPV 感染持续，病毒大量复制，进而引发宫颈病变。此外，BV 患者阴道分泌物通常有较明显异味，这与特殊细菌产生胺类物质造成鳞状上皮剥脱及黏膜破坏有关。不仅如此，BV 患者阴道内拟杆菌属及普雷沃菌属的增加可能造成唾液酸酶产生增多，唾液酸酶属于黏蛋白降解酶的一种，可以破坏生殖道黏膜的保护层。同时大量有害菌在阴道局部产生较多的促炎因子，导致黏膜慢性炎症及破坏。总之，菌群失调造成阴道上皮骨架蛋白破坏、局部唾液酸酶及胺类物质增多，促炎因子增加，这些共同导致了生殖道黏膜及上皮完整性破坏，易化了 HPV 病毒的入侵和定植。

（4）氧化应激作用　阴道内菌群紊乱可能带来高水平氧化应激，活性氧产生增加，造成 HPV 及宿主细胞基因组 DNA 断裂，有利于病毒基因组整合入宿主细胞，最终导致肿瘤发生。病毒基因组在整合入宿主细胞的过程中，常常出现异常整合，HPV E1 及 E2 基因丢失致使 E6 和 E7 原癌基因的表达不受控制，上皮细胞开启持续增殖状态。然而，Piyathilake 等提出了不同观点，认为阴道菌群紊乱与氧化应激带来的 DNA 损伤并无明显关系。

（5）特定细菌的作用 纤毛菌属一直被认为和 HPV 感染及宫颈病变相关。纤毛菌属属于梭菌门。最早有关梭菌门和肿瘤发生的研究集中于结直肠癌，认为梭菌门主要是通过激活前炎性因子通路和抑制免疫细胞毒性促进结直肠癌的发生。随后的研究发现梭菌门可以产生一种叫 FadA 的毒力因子，激活与细胞增殖相关的细胞外因子信号通路。而宫颈癌患者可以出现这一信号通路的异常表达。此外，梭菌门同样可以通过相关免疫调节促进肿瘤的发生。到目前为止，有关特定菌种与宫颈病变关系的研究仍然任重而道远。

总之，宿主和阴道微生态环境之间似乎存在着复杂的关系，阴道微生态环境可能在宿主对 HPV 易感性、感染的持续性以及随后逐渐发展的肿瘤性病变中发挥作用。由于阴道菌群环境显示出了显著的个体差异，且存在不同时间段的变异性，因此仔细探究阴道菌群在 HPV 感染及宫颈病变发生中的机制存在极大的挑战性。此领域还需要更大规模更细致精确的前瞻性研究，并适当结合蛋白质组学、代谢组学和肽组学等功能分析来详细探讨。

76. 改善阴道微生态状况是否有利于人乳头瘤病毒转阴?

持续的 hrHPV 感染是侵袭性宫颈癌的明确危险因素，估计 2018 年新发 57 万例宫颈癌，同时有 31 万多例死亡。预防性疫苗在预防 HPV 感染方面是有效的，但对已经存在的 HPV 感染帮助有限，已存在的 HPV 感染会长期影响发展中国家的大量人口。通过消除 HPV 感染来预防宫颈病变同样重要。越来越多的文献表明，下生殖道微生态环境和 HPV 自然清除及 CIN 消退有关。

Brotman 等的研究虽然样本量较小，但是作为第一项阴道菌群与 HPV 感染方面的前瞻性研究，其结果已经证实阴道菌群的类型和 HPV 持续或清除相关，CST Ⅲ 及 Ⅳ 型更容易感染 HPV，感染 HPV 后以加氏乳杆菌为优势菌的 CST Ⅱ 型可以以最快的速度清除急性 HPV 感染。随后 Di Paola 等通过对 55 名 HPV 感染女性和 17 名年龄匹配的健康 HPV 阴性女性的随访分析，发现阴道卷曲乳杆菌优势的女性自然 HPV 清除率最高。相反，阴道中高比例的阿托波菌属可以降低 HPV 转阴率。另一项涉及 64 名 HPV16 阳性女性的纵向研究发现，相比于 HPV 自然转阴女性，HPV 持续感染女性阴道菌群 CST 类型转换较为频繁，即阴道菌群更加不稳定。此外 Mitra 等发现，与 CIN 持续或进展的个体相比，CIN Ⅱ 消退的女性阴道菌群更稳定，这项研究中将年龄在 16~26 岁之间的 CIN Ⅱ 患者纳入两年的随访，结果显示基线检查时阴道乳杆菌优势的女性更可能在 12 个月后 CIN 消退，而乳杆菌减少，巨球菌属、普氏菌属及加德纳菌属的增多与 CIN 消退减慢有关，以阴道卷曲乳杆菌优势的女性在 12 个月和 24 个月时有更快的消退率和更高的 CIN 缓解率。在另一项涉及 273 名 18~25 岁女性的研究中，首次就诊时阴道乳杆菌和加德纳菌的丰度分别与 CIN Ⅱ 的消退和进展相关。第二次访视至少在第一次访视后 305 天进行，发现 CIN Ⅱ 进展与阴道菌群多样性增加密切相关。结合上述研究，可以肯定改善阴道微生态状况有利于 HPV 转阴。

除此之外，甚至有研究发现阴道微生态中的真菌构成也与 HPV 感染的 CIN 消退相关。Mykhaylo-Usyk 等发现在假丝酵母菌、马拉色菌和孢子菌科真菌中，阴道假丝酵母菌定植者 CIN Ⅰ 的消退率最高。另一项对 100605 名女性的回顾性调查发现，宫颈阴道微环境中的假丝酵母菌可降低鳞状上皮内病变的风险。尽管如此，由于阴道真菌环境和 HPV 感染及宫颈病变相关研究较少，所以还不能得出肯定的相关结论。

77. 人乳头瘤病毒转阴主要受阴道微生态还是局部免疫状况的影响？

HPV 对宿主的入侵有一定的组织特异性，一般局限于皮肤或黏膜的鳞状上皮。从 HPV 感染到局部病毒颗粒的再次释放大约需要 3 周的时间，而鳞状上皮的分化成熟并脱落也恰好在此时间段完成。HPV 自身的复制及生活周期需要依赖于感染鳞状上皮的分化，在不同的分化阶段即鳞状上皮的不同层面，HPV 按照严格的程序进行不同基因组的表达、复制及装配释放过程。HPV 通过鳞状上皮微小损伤感染基底层细胞。基底层细胞又被称为鳞状上皮"干细胞"，有一定的分裂增殖及分化能力。HPV 入侵基底细胞后，开始启动自身基因组的表达，率先表达早期基因 *E1* 及 *E2*，鳞状上皮基底细胞 HPV 基因组复制速度较低，每个细胞内仅有不到 100 个 HPV 基因组。随着基底层细胞的分裂并向棘细胞层及颗粒层分化迁移，一方面鳞状上皮自身分裂能力下降，另一方面 HPV 基因组整合入宿主基因组，整合过程中丢失的 *E1*、*E2* 基因失去了对 *E6*、*E7* "原癌基因" 表达的控制，E6 及 E7 蛋白大量表达，增加的 E6、E7 蛋白诱导已经失去分裂能力的鳞状上皮细胞再次开始旺盛的增殖过程，HPV 基因组也在此过程中大量复制并成千上万倍增加。随着 HPV 基因组的大量复制，晚期基因 L1、L2 的表达启动，在鳞状上皮颗粒层表达大量的 L1、L2 衣壳蛋白，同时表达的 E4 蛋白促进了病毒分子的装配及成熟。成熟的 HPV 颗粒随着鳞状上皮的分化及表层细胞的脱落释放到周围环境中，开始新一轮的感染周期。

宫颈鳞状上皮细胞及干扰素信号通路在对抗 HPV 感染的天然免疫应答中起了十分重要的作用。基底层鳞状上皮细胞作为 HPV 感染的靶细胞，在天然免疫应答中起到了 "免疫哨兵" 的作用，不仅可以分泌细胞因子、趋化因子及生长因子参与天然免疫应答，还可以作为抗原呈递细胞诱导 T 细胞的活化及细胞因子的分泌，在适应性免疫应答中起作用。宫颈鳞状上皮细胞可以表达 TLRs，进而 PAMPs 激活下游的天然及适应性免疫的信号通路，以自分泌及旁分泌形式产生大量的炎性细胞因子，抑制 HPV 早期基因的表达。这其中最能反映 HPV 和宿主免疫的代表因子就是干扰素。干扰素是机体抗病毒天然免疫中的关键分子，可以分为 Ⅰ 型（IFN-α、β、κ、ε 和 ω）、Ⅱ 型（IFN-γ）和 Ⅲ 型（IFN-λ）。当 HPV 病毒感染时，部分病毒存在于局部微环境中，部分病毒可能通过鳞状上皮微小破损进入细胞内。细胞外的 HPV 可以被上皮细胞表达的 TLR-9 识别，通过 NF-κB 信号通路的逐级激活，导致干扰素调节因子（IFN regulatory factor，IRF）的活化，进而上调 Ⅰ 型 IFN 的表达及炎性因子的分泌。Ⅰ 型 IFN 以自分泌或旁分泌的形式结合到自身或附近细胞的干扰素受体上，进一步激活 JAK-STAT（Janus kinase-signal transducers and activators of transcription，Janus 激酶 - 信号转导和转录激活子）通路，合成大量的 IFN-γ。

上述过程是目前研究已经证实的 HPV 感染宿主鳞状上皮并引发机体抗

HPV 免疫的经典过程，然而真实情况要更加复杂。在长期对抗宿主的过程中，HPV 进化出了一系列的免疫逃逸机制逃避宿主的免疫监视，主要包括以下几个方面。

（1）HPV 的感染和复制并不引起细胞死亡崩解，而是随着鳞状上皮的自基底至表层的分化过程自然进行的，这种自然的程序性细胞死亡对免疫系统并非"危险信号"。

（2）HPV 感染限制了局部炎性因子的大量释放，不能有效激活局部的抗原呈递细胞为免疫系统提供有效刺激。

（3）HPV 下调干扰素诱导基因的表达，E6 和 E7 蛋白扰乱干扰素作用的信号通路，从而使天然免疫及 Th1 细胞免疫反应减弱。

（4）HPV 衣壳蛋白虽然可以活化树突状细胞，却对鳞状上皮的朗格汉斯细胞无活化作用。

（5）病毒大量复制是在鳞状上皮中层或者偏表层，与基质中的树突状细胞及巨噬细胞等免疫细胞距离较远。

（6）仅一半左右 HPV 感染者出现血浆抗体阳性，且中和性抗体滴度较低等。HPV 的免疫逃逸机制使得机体抗 HPV 免疫相关研究更加困难。

前面研究已经提出，阴道乳杆菌尤其是卷曲乳杆菌优势可能加快 HPV 自然转阴的过程，而以厌氧菌为优势的 CST Ⅳ 型阴道菌群即 BV 相关厌氧菌可以减慢 HPV 转阴过程。那么 HPV 转阴主要受阴道微生态影响还是局部免疫状况影响？可以肯定的是，HPV 转阴最终依靠机体免疫力，然而不可否认的是，以阴道菌群为主导的阴道微生态环境可以通过某些可能的机制影响机体抗 HPV 免疫反应，从而加速或减慢 HPV 转阴过程。那么下生殖道特定菌种如乳杆菌、加德纳菌、阿托波菌属或普氏菌属等具体是通过某一个或某几个信号通路影响鳞状上皮抗 HPV 免疫反应过程的？这一问题至今没有大规模的系统研究。

为数不多的研究提出了一些可能的观点。

（1）健康女性阴道内乳杆菌大量定植，乳杆菌代谢产生及上皮细胞分泌的乳酸可以抑制细胞内 cAMP 的产生，增强上皮对病原体的吞噬及处理，这一作用在卷曲乳杆菌最强。

（2）TLRs 接受抗原刺激后，可以通过一系列级联反应促进炎性因子的产生及针对抗原的天然免疫应答，然而乳杆菌及其产生的乳酸可以在发挥抗病原体效应的同时抑制炎性因子的产生，最大限度地避免炎症对黏膜组织及其他阴道定植细菌的伤害。

（3）加氏乳杆菌可以诱导 Hela 细胞凋亡，且能够通过下调 TNF-α 上调 IL-10 来抑制炎症反应。

（4）下生殖道梭杆菌属增多可能上调 IL-4 及转化生长因子（transforming growth factor，TGF）-β1 的表达，诱导局部免疫抑制，从而有利于肿瘤的发展。

（5）阴道菌群多样性的增加尤其是 BV 相关的加德纳菌及普氏菌属的增加可能有利于下生殖道局部炎性因子的表达上调。目前尚无关于 HPV 感染女性下生殖道菌群及免疫之间大规模系统的研究。

HPV、阴道微生态环境与宿主免疫系统之间复杂的相互作用共同影响着 HPV 感染即宫颈病变的发生发展。HPV 的免疫逃逸能力、阴道菌群的多变特性以及宿主免疫过程的复杂性使得相关机制研究难上加难。代谢组学作为一种新型的生物体内所有代谢产物动态定量研究方式，或许能够通过代谢产物的动态监测为菌群的功能研究提供新的思路，这将对进一步深入研究下生殖道特定菌群的代谢通路特点及其对宿主免疫状态的影响更加有利。

78. 人乳头瘤病毒感染及宫颈病变的微生态治疗前景如何？

乳杆菌制剂有利于 HPV 感染的清除甚至宫颈病变的逆转。有学者将青春双歧杆菌加入一种 HPV16 感染的宫颈癌细胞系 SiHA 中，发现 HPV E6 及 E7 mRNAs 表达明显下降，提示了益生菌在 HPV 感染中的治疗潜能。在此基础上，其他学者对 54 名 HPV 感染并宫颈 LSIL 的女性进行随机分组，给予干酪乳杆菌治疗，发现治疗组 HPV 清除率及宫颈病变的好转率更高。

Ngugi 等以卷曲乳杆菌某一菌株 CTV-05 为例进行了相关研究，发现 CTV-05 治疗 28 天可以有效抑制 BV 相关的阿托波菌生长。为了完全重建阴道菌群，Lev-Sagie 等尝试进行了阴道微生物群移植。一项研究共包括 5

名抗菌药物无反应和复发性 BV 的女性，5 名参与者中有 4 名在 5~21 个月的随访中恢复了以乳杆菌为主的阴道菌群，且 BV 症状长期缓解，无任何不良反应。因此，阴道用乳杆菌制剂可以长期改善阴道菌群，而阴道菌群的改善可以进一步帮助 HPV 快速转阴。

除直接用益生菌进行靶向干预外，阴道菌群的衍生品还有望成为免疫调节剂，如治疗性疫苗佐剂。Song 等证明，卷曲乳杆菌菌株产生的肽聚糖增强了细胞膜 TLR-2 和 TLR-6 的表达，从而激活朗格汉斯细胞，该细胞在捕获和呈递 HPV 抗原中起着关键作用。由于一系列临床试验证明，以 TLR 激动剂为佐剂的治疗性疫苗的疗效增强，因此特定细菌成分的产品有可能成为有效的佐剂。此外，白假丝酵母菌产生的假丝酵母菌素可作为治疗性疫苗的佐剂，这部分解释了白假丝酵母菌对 HPV 感染的保护作用。

未来，我们需要深入研究益生菌相关制剂在纠正生殖道感染包括 HPV 感染中的作用机制，致力于寻找合适的益生菌制剂及给药方式，为 HPV 感染及宫颈病变的微生态治疗提供理论基础。

（张展　刘朝晖）

扫码查看
参考文献

第九章　阴道微生态修复对性传播感染的影响

性传播感染（sexually transmitted infection，STI）指主要通过性接触行为所发生的感染，还包括间接接触传播引起的感染。对女性生殖健康危害较大的 STI 主要包括沙眼衣原体（chlamydia trachomatis，CT）感染、支原体（mycoplasma）感染及淋病奈瑟菌（neisseria gonorrhoeae，NG）感染等。在世界范围，CT 感染是最常见的 STI。据世界卫生组织（World Health Organization，WHO）估计，全球 15~49 岁人群中新发的 CT 感染病例为 1.31 亿。STI 发病率居高不下，严重危害女性生殖健康，尤其是 CT 及支原体感染，往往症状隐匿，如不及时发现并治疗，可能导致盆腔炎性疾病、异位妊娠、不孕和慢性盆腔痛等。STI 还可能增加 HIV 的传播风险。女性下生殖道微生物群落与黏膜免疫机制一起，构成了生殖系统抵御病原体入侵的第一道防线。研究表明，健康的阴道微生物群可以降低宿主对 STI 的易感性，预防 STI 相关并发症，对女性生殖健康有重要意义。本章节将探讨阴道微生物群与 CT、支原体、NG 感染及 HIV 感染的相关性，讨论阴道微生态修复对于 STI 防治的影响，并讨论其潜在机制。

79. 阴道微生态状况与沙眼衣原体、支原体及淋病奈瑟菌感染有何相关性？

女性生殖道 CT 感染是由 CT 感染女性生殖器官引起的 STI。CT 主要通过性传播，引起 STI 在社会上的蔓延，也可以通过母婴传播，导致胎儿及新生儿感染。生殖道 CT 感染是全球最常见的 STI 之一，发达国家居于 STI 首位。2008 年我国疾病预防控制中心报告 CT 感染在我国占常见 STI 的第 2

位。生殖道 CT 感染如未及时诊治，可导致盆腔炎性疾病、异位妊娠、不孕和慢性盆腔痛等，严重影响女性生殖道健康。CT 是严格真核细胞内寄生的原核生物，根据外膜蛋白抗原不同分 18 个血清型，与泌尿生殖道感染有关的有 10 个血清型（D~K），以 D、E、F 型较常见。CT 只侵犯柱状上皮和移行上皮，需要依赖细胞繁殖，女性感染多为宫颈转化区及尿道黏膜，造成宫颈炎和尿道炎。CT 感染多发生在性活跃人群，潜伏期 1~3 周，临床过程隐匿，多无症状或症状轻微，有症状者可因感染部位不同而临床表现各异，病程易迁延造成慢性炎症、组织损伤、粘连及瘢痕形成。CT 常合并 NG 等其他 STI 感染。美国疾病控制与预防中心推荐对于 ≤ 25 岁的性活跃女性及存在感染风险的 25 岁以上女性（有性伴或多性伴）进行每年一次的 CT 筛查。

支原体属于支原体目（Mycoplasmatales），支原体科，进一步可分为支原体属及脲原体属。与生殖系统感染有关的支原体有解脲支原体（Ureaplasma urealyticum，UU）、人型支原体（Mycoplasma hominis，MH）、生殖支原体（Mycoplasma genitalium，MG）。支原体可能在泌尿生殖系统无症状定植，以 UU 最常见。UU 分为 2 个亚型：Parvo 生物型和 T960 生物型。进一步分为 14 个血清型：Parvo 生物型由血清型 1、3、6、14 组成；T960 生物型包括 2、4、5、7、8、9、10、11、12、13 血清型。Parvo 生物型的支原体又被称为微小脲原体（Ureaplasma parvum，UP），UP 经常无症状携带并在健康体检人群中检出，部分学者将 UP 归为正常菌群。T960 生物型的支原体仍被称为解脲支原体。解脲支原体在泌尿生殖道检出率虽然比较高，但往往无明确的临床意义，也不一定致病。

MG 是 1981 年由 Tully 从 13 位非淋菌性尿道炎的男性尿道分泌物中首次发现并命名。很长一段时间以来，由于培养技术的限制，人们对于 MG 知之甚少。直到 20 世纪 90 年代，核酸检测技术的出现才使更多学者对这种小微生物进行深入研究。越来越多的研究者发现，MG 不仅可以导致男性非淋菌性尿道炎，同样可以通过黏膜接触传播导致女性生殖道感染及相关并发症。MG 已经成为继 CT 及 NG 后第三大导致女性宫颈炎的病原体。

我国 CT 感染的流行病学调查参差不齐，文献报道我国育龄期健康女性人群中，生殖道 CT 患病率可达 5.4%~13.4%，孕妇群体达 10%~13%。另有研究表明，女性生殖道感染门诊患者中，CT 感染率可能更高达 10%~20%。尽管 MG 对性生殖健康的危害逐年明确，然而世界各地对于 MG 的流行病学调查、诊断方法学以及规范治疗的实施仍然参差不齐。现有数据认为 MG 的感染率仅次于 CT，一般人群中 MG 的总患病率在发达国家为 1.3%，发展中国家为 3.9%，男女之间无显著性差异。特殊人群中 MG 感染率可能更高，在美国和加拿大妇科、计划生育和性病门诊就诊的女性患者中，以及肯尼亚女性性工作者中 MG 感染率超过 CT 和 NG。我国缺乏一般人群 MG 感染率的流行病学调查数据，在 STI 高危人群、STI 门诊有症状患者中 MG 感染率介于 3.4%~28% 之间。

还有研究表明，患有 BV 的女性更容易患 STI，如 CT 和 MG 感染。

本课题组曾进行了中国女性生殖道感染门诊患者的 CT 及 MG 患病率及其危险因素的多中心流行病学调查，结果显示阴道微生态异常者及阴道分泌物清洁度Ⅲ度或以上者宫颈 CT 感染率显著增加（7.1% vs. 3.2%，$P < 0.0001$），BV（7.38% vs. 4.18%，P=0.03）及混合性阴道炎（11.05% vs. 4.18%，$P < 0.0001$）女性 CT 感染率更高。MG 感染率呈现了类似的研究结果。

NG 是由 Albert Neisser 于 1879 年首次在尿道分泌物的革兰染色显微镜下观察到的革兰阴性双球形细菌，随后被证实主要感染柱状上皮和移行上皮，很容易引起泌尿生殖道黏膜感染，可以导致男性尿道炎和女性宫颈炎。至少 90% 的淋菌性尿道炎男性有症状，表现为明显的异常尿道口分泌物和 / 或排尿困难，可以及时发现并治疗。女性 NG 感染往往症状隐匿，尽管约 40% 的 NG 性宫颈炎患者可能报告阴道分泌物异常，但这种症状对于 NG 诊断是不可靠的，因为许多其他类型的女性泌尿生殖感染（如 BV、TV 和 VVC）可能会导致相同的症状，易导致漏诊和误诊。NG 还常常与 CT 和 / 或支原体合并感染，如不及时治疗同样可以造成盆腔炎、慢性盆腔疼痛、异位妊娠和不孕等并发症。

一项关于阴道微生物群与 NG 易感性的荟萃分析证实，低乳杆菌型阴道菌群与 NG 易感性显著升高有关（OR=1.33），尤其是 Amsel 试验呈阳性，Nugent 评分在 7~10 分之间，且存在线索细胞者。同时其他 STI（如滴虫和 CT 感染）的发病率也可能受到阴道菌群的影响。Brotman 等通过前一次就诊的 Nugent 评分，估计了参与者中滴虫、NG 和 CT 感染率，通过革兰染色测定的 BV 微生物群与获得所有这些生殖道感染的风险显著升高相关。不仅如此，NG 感染还会增加获得和传播 HIV 及其他几种 STI 的风险。一项横断面研究发现，Nugent 评分 > 3 分与 NG 感染风险增加 4 倍和 CT 感染风险增加 3 倍有关。由此可见，阴道微生物群和女性生殖系统 STI 有密切联系。

80. 阴道微生物群影响机体发生性传播感染存在哪些潜在机制？

阴道微生物群可以被视为机体内由细菌组成的免疫系统的补充部分。人类及其微生物群生活在一种共生关系中：微生物从宿主提供的资源中获利，进而保护宿主免受病原体入侵。那么健康的阴道微生物群是如何保护宿主免受 STI 感染的呢？

健康的阴道菌群一般指以乳杆菌为主的低多样性状态。乳杆菌的一个显著特征是产生 H_2O_2 和乳酸，它们具有抗菌性并能抑制入侵细菌。乳酸已被证明是 CT 的有效抑制剂。Gong 等提出了乳酸对 CT 影响的三种可能机制：破坏表面分子、破坏细胞膜和破坏内部代谢。但并非所有乳杆菌都能抵御潜在的入侵细菌，由惰性乳杆菌主导的阴道微生物群并不能预防 CT 感染。与其他乳酸杆菌相比，惰性乳杆菌产生的 H_2O_2 及乳酸较少。基于基因组的鉴定表明，仅 9% 惰性乳杆菌能够产生 H_2O_2，而卷曲乳杆菌中 95% 能够产生 H_2O_2。这些数据表明，阴道内的低 pH 值、高浓度乳酸和 H_2O_2 对于防止 CT 和 MG 等细菌入侵非常重要。此外，阴道黏膜虽然具有屏障功能，可以抵御潜在的有害菌，但阴道免疫系统不会攻击乳杆菌，上皮细胞产生的糖原还可以作为乳杆菌的能量来源。健康的非洲女性更多拥有以惰性乳杆菌为主的微生物群，而健康的欧洲女性以卷曲乳杆菌为主的阴道微生物群更多。这也是非裔女性更容易患 STI 的原因。

在识别出 CT 感染后，机体免疫系统会产生更多的 IL-12 以及其他炎症细胞因子。IL-12 可刺激 IFN-γ 的产生，并诱导吲哚胺 -2,3- 双加氧酶 1（indoleamine-2,3-dioxygenase 1，IDO1）的生成。IDO1 可以限制 CT 生长所需的色氨酸生成。色氨酸的另一个来源是 BV 相关细菌如普雷沃菌属。已有研究表明，当色氨酸的其他来源较低或耗尽时，普氏菌属产生的色氨酸可被 CT 利用，这也解释了为何 BV 患者的 CT 感染率更高。

MG 和 CT 一样，是一种细胞内微生物。对 MG 的生存至关重要的是其黏附和侵入宿主细胞的能力。MG 在这个过程中需要依靠 MGPa 黏附素。在侵入宿主细胞之前，支原体需要在乳杆菌创造的 H_2O_2 和乳酸丰富的环境中生存，乳杆菌是一道防线。但很明显，在富含乳杆菌的环境中支原体感染较少。关于乳杆菌如何抑制支原体生长的研究并不多。

免疫系统不仅在对抗感染方面发挥作用，还会适当限制炎症反应以减少潜在的损害。70kD 热休克蛋白（heat shock protein 70，Hsp70）就是一个例子，它是炎症性 IL-1 的拮抗剂。Hsp70 在应激状态下发挥作用，抑制对宿主细胞的损伤。当存在支原体感染时，BV 患者 Hsp70 表达增加。这说明在 BV 女性体内，宿主对支原体的炎症反应增加。这种炎症反应可使阴道微生物群进一步失衡，从而使宿主更容易受到入侵病原体的影响。

同样地，BV 相关阴道微生物群往往由于大量厌氧菌占据主导地位，可能引发下生殖道炎症反应，BV 患者往往阴道清洁度较差，中性粒细胞丰富的环境为 NG 的定植提供了有利条件。尽管生殖道黏膜分泌物含有阳离子抗菌肽和其他杀菌成分，但 NG 仍能在其中存活。反过来讲，NG 感染可以进一步刺激以中性粒细胞募集和激活为特征的强烈炎症反应，且 NG 具有抵抗和阻止中性粒细胞抗菌活性的机制，同时可以促进中性粒细胞的产生和促炎物质的释放。NG 引发的持续中性粒细胞炎症反应与宿主上皮损伤和严重后遗症有关。由此可见，阴道微生态紊乱与 NG 感染互为因果、相互促进。NG 耐药性的出现严重影响了全球对 BV 的治疗效果，所以迫切需要优化目前的治疗方案，以控制淋病和淋病患者的耐药性。甚至有学者提出了使用双重抗菌疗法的建议。不仅如此，CT 及支原体耐药情况也不容忽视。在这种严峻的形势下，应该开辟新的治疗思路，或许可以在使用抗菌药物杀灭 STI 病原体的同时，适当考虑进行阴道微生物群及微生态环境修复，以利 STI 最终的治愈并恢复阴道微生态环境，预防 STI 复发。那么阴道微生态修复是否一定有利于 STI 治疗？已有体外实验研究证实，阴道乳杆菌可以抑制 NG 以及其他病原体的生长。因此，阴道微生态修复在 STI 治疗上理论可行，但至今尚未进行大规模临床实验，相信这会是未来 STI 的治疗方向。

81. 人类免疫缺陷病毒阳性女性的阴道微生态状况如何？

人类免疫缺陷病毒（HIV），又称艾滋病病毒，已在全球范围内广泛流行，在我国也正呈现快速传播的趋势。HIV 感染是最严峻的全球卫生问题之一，年轻女性每年 HIV 感染约占全球每年总感染数的 20%，而撒哈拉以南的非洲女性 HIV 携带率甚至可达总 HIV 阳性者的 56%。全球约 40% 的 HIV 感染经女性生殖道黏膜传播，且异性性行为中女性感染 HIV 的概率远高于男性。已有研究表明，女性下生殖道微生态环境尤其是黏膜炎症可以增加 HIV 感染风险，而下生殖道菌群与黏膜炎症密切相关。

一项前瞻性研究对 236 位 HIV 阴性但处于感染高风险地区的南非女性进行了为期一年的密切随访，31 位女性感染 HIV，菌群分析发现下生殖道菌群多样性增加尤其是 BV 相关厌氧菌属可以大大增加 HIV 感染风险。而南非艾滋病研究中心（the Centre for the AIDS Programme of Research in South Africa, CAPRISA）的随机双盲安慰剂对照研究表明乳杆菌优势的下生殖道菌群类型可以提高替诺福韦阴道凝胶的 HIV 暴露前预防（pre-exposure prophylaxis, PrEP）效率。因此关注女性生殖道微生态健康尤其是 HIV 阳性女性的下生殖道菌群尤为重要。

国内一项研究发现，HIV 阳性女性阴道 pH 值、阴道菌群密集度、多样性均高于健康对照组，HIV 阳性者阴道优势菌群为葡萄球菌，而对照组优势菌群为乳杆菌。一项关于非洲艾滋病高危人群的调查显示，15~24 岁女性的衣原体感染率为 10.3%，25~49 岁人群中的 HSV-2 和 BV 流行率分别为

70%~83% 和 33%~44%，明显高于 HIV 阴性人群。HIV 感染者宫颈癌患病率较正常人群高出 5 倍。Sewankambo 等对乌干达 Rakai 地区 4718 名 15~59 岁女性调查显示，在 20~39 岁之间的女性中 HIV 感染率与随着 BV 严重程度的增加而提高。Gaosman 等进行前瞻性研究显示，除加德纳菌外，以厌氧菌为优势菌群的个体感染 HIV 的风险较以乳杆菌为优势菌群的个体高出 4 倍以上。另一项对非洲东南部女性长达 10 年的前瞻性研究提示，获得 HIV 感染的女性阴道菌群多样性较未感染者明显增多，20 个阴道菌群分类群中有 7 个（主要包括小细胞单杆菌 1 型、2 型，不解糖孪生菌属等）与 HIV 感染机率增加有显著的浓度依赖性关联。Martin 等对 657 名 HIV-1 血清阴性的女性进行纵向研究表明（单独的多变量模型中控制其他确定的危险因素后），培养中阴道乳酸菌缺乏与感染 HIV-1［风险比（HR）2.0, 95% 可信区间（CI）1.2~3.5］和淋病（HR 1.7, 95% CI 1.1~2.6）的风险增加相关；而革兰染色显示异常阴道菌群与获得 HIV-1（HR 1.9, 95% CI 1.1~3.1）和毛滴虫感染（HR 1.8, 95% CI 1.3~2.4）的风险增加相关。当然，阴道菌群异常也可能是艾滋病病毒感染的结果，而不是促成原因。最近这些疑问部分得到了解决：一项前瞻性研究对一组健康的未感染艾滋病病毒的南非黑人女性进行了 HIV 感染事件监测，该研究清楚地表明，感染 HIV 的女性中没有一位是阴道 CST Ⅰ 型菌群，且 CST Ⅳ 型阴道菌群的女性在随访期间感染 HIV 的比例比 CST Ⅰ 型的女性高 4 倍。

阴道菌群影响 HIV 易感性的机制可能在于：①细菌类群在宫颈阴道环境中诱导强烈的炎症反应的能力，该环境中 IL-17、IL-23 和 IL-1β 的浓度升高，以及 $CCR5^+CD4^+T$ 细胞（HIV 感染的主要靶点）的高度招募。这些细胞也表现为激活表型（$HLA-DR^+CD38^+$），它们高度允许病毒复制。大量激活的 γδ $CD4^+T$ 淋巴细胞表达 Vδ2 链，HIV 以此为靶细胞并大量复制。②D- 乳酸浓度降低导致 HIV 病毒粒子捕获能力下降，D- 乳酸是许多乳杆菌的主要代谢产物，其通过 HIV 表面蛋白和黏蛋白羧基之间的氢桥来捕获病毒粒子。③CST Ⅳ 型微生物可以产生唾液酸酶、α- 核苷酶、α- 和 β- 半乳糖苷酶、N- 乙酰氨基葡萄糖酶、甘氨酸和精氨酸氨基肽酶等来分解阴道分泌物屏障。以上均说明生殖道炎症可以易化 HIV 感染，同样 HIV 感染者阴道微生物菌群失调，比健康人群更易发生生殖道炎症。对于 HIV 感染者来说，积极进行高效抗反转录病毒治疗（highly active antiretroviral therapy，HAART），降低 HIV 病毒载量，提升 CD4$^+$T 细胞数量，对维持患者健康状态非常重要。

82. 规范抗反转录治疗是否对改善阴道微生态有益？

HIV 主要侵犯人体的免疫系统，包括 CD4$^+$T 淋巴细胞、单核 – 巨噬细胞和树突状细胞等，主要表现为 CD4$^+$T 淋巴细胞数量不断减少，最终导致人体细胞免疫功能缺陷，引起各种机会性感染和肿瘤的发生。HIV 核酸定量（病毒载量）和 CD4$^+$T 淋巴细胞计数是判断疾病进展、临床用药、疗效和预后的两项重要指标。CD4$^+$T 淋巴细胞是 HIV 感染最主要的靶细胞，HIV 感染人体后，出现 CD4$^+$T 淋巴细胞进行性减少，CD4$^+$/CD8$^+$T 淋巴细胞比值倒置，细胞免疫功能受损。目前成人及青少年一旦确诊 HIV 感染，无论 CD4$^+$T 淋巴细胞水平高低，均建议立即开始治疗。

一项大型前瞻性研究（Concerted Action on Seroconversion to AIDS and Death in Europe, CASCADE）纳入了 HIV 感染日期相当明确的患者，从感染到 CD4$^+$T 细胞数降至 < 500 个 /μl 的中位时间是 1.19 年。HIV 感染早期外周 CD4$^+$T 细胞数迅速减少，反映了 CD4$^+$T 细胞的破坏或从外周血向淋巴组织的转移，1 年后 CD4$^+$T 细胞下降速率放缓，平均每年减少 50 个 /μl（30~90/μl）。感染者进展为 CD4$^+$T 细胞数 < 200 个 /μl 的时间有很大差异。抗反转录病毒治疗（ART）有利于外周血 CD4$^+$T 细胞恢复，实现免疫重建。有效 ART 持续 1 年 CD4$^+$T 细胞数可增加 50~150 个 /μl，后每年增加 50~100 个 /μl 直至稳定。年龄因素、混合感染以及基线 CD4$^+$T 细胞数等均可影响免疫恢复的程度，严重免疫受损患者的免疫储备可能有限。

绝大多数患者经 HAART 后，HIV 所引起的免疫异常改变能恢复至正常或接近正常水平，即免疫功能重建，包括 CD4$^+$T 淋巴细胞数量和免疫功能的恢复。而当 CD4$^+$T 细胞数＜ 350 个 /μl 时，患者免疫力降低，导致患病率增加。王佩芝等对育龄期 HIV 阳性女性阴道感染情况的研究表明，随着患者 CD4$^+$T 细胞水平的升高，阴道混合感染率以及阴道菌群失衡率显著降低。但 BV、TV、VVC 等阴道感染的发病率与 CD4$^+$T 细胞计数无显著差异。国内一项对 124 例 HIV 感染女性的阴道微生态展开研究，发现当 HIV 感染者 CD4$^+$T 细胞数少于 350 个 /ml 时，阴道 pH 值、BV 感染率以及阴道内菌群多样性均明显升高，差异有统计学意义。抗病毒时间 5 年以上者阴道菌群密集度显著高于抗病毒时间 5 年以下者，但抗病毒时间与阴道清洁度、优势菌群、菌群多样性、pH 值、白细胞酯酶、唾液酸苷酶以及阴道混合感染率等无显著性差异。

刘朝晖团队也曾进行过相关研究，研究聚焦于 HIV 阳性但经过规范 HAART 且病毒载量得到良好控制的我国女性群体，经过宏基因组学对阴道菌群测序分析发现：尽管接受了规范 ART 治疗且病毒载量得到良好控制，但 HIV 阳性者阴道菌群多样性仍然显著增加，且阴道菌群多样性增加与 CD4$^+$T 细胞数＜ 500 个 /μl 显著相关，而与 HPV 感染、支原体携带及 ART 年限无关。HIV 阳性者尤其是 CD4$^+$T 细胞数＜ 500 个 /μl 者阴道厌氧菌等杂菌增多。放线菌属作为免疫抑制患者潜在的机会性感染致病菌，在 HIV 阳性的绝经者及外周血 CD4$^+$T 细胞数偏低者的阴道中显著增加。

研究 HIV、下生殖道菌群及其与 CD4$^+$T 细胞之间的关系及可能的相互作用机制对于预防 HIV 感染、促进已感染 HIV 者的生殖道健康及免疫重建有十分重要的意义。一方面，已有研究证实乳杆菌下降而以加德纳菌、普氏菌属、纤毛菌属、阿托波菌属、巨球菌属等厌氧菌为主的菌群多样性增加的阴道菌群有利于 HIV 的获得，具体机制主要表现在厌氧菌刺激黏膜炎症，相比乳杆菌为优势的阴道菌群，厌氧菌可诱导黏膜内 HIV 靶细胞 CD4$^+$T 细胞数增加多达 17 倍，同时影响黏膜 Th 细胞向 Th17 为主的 HIV 易感方向分化。相反，乳杆菌不仅可以产生乳酸及 H_2O_2 维持阴道酸性环境，其释放的胞外囊泡也可以有效抑制 HIV 对黏膜靶细胞的黏附。另一方面，本团队的研究显示 HIV 阳性且外周血 CD4$^+$T 细胞数＜ 500 个 /μl 者出现生殖道菌群紊乱者更多。这是因外周血 CD4$^+$T 细胞数偏低以致机体免疫力低下造成了生殖道菌群紊乱？还是生殖道菌群紊乱诱导外周血 CD4$^+$T 细胞数向黏膜迁移分化而消耗？目前尚无定论。如果菌群紊乱诱导了外周血 CD4$^+$T 细胞黏膜迁移，那么改善阴道菌群是否可以减少血 CD4$^+$T 细胞的黏膜迁移，从而帮助 ART 患者提高外周血 CD4$^+$T 细胞数呢？相比亚洲女性，非洲女性的生殖道菌群紊乱者更多且 HIV 感染情况更严重，研究阴道菌群健康干预对于预防 HIV 以及促进 HIV 阳性者的免疫重建有巨大的潜在应用价值。

（张双霞　张展　刘朝晖）

扫码查看
参考文献

第十章　阴道微生态修复对盆腔感染的影响

在人体内共生的复杂微生物群体及其基因产物被称为微生物组，人类微生物组被称为"第二个人类基因组"。之前，人们已经对口腔、肠道、阴道等部位的菌群进行了深入的研究。但多年来，子宫一直被认为是无菌的器官。人们认为在宫颈黏液的保护下，阴道的菌群无法上升至上生殖道。宫颈黏膜上皮细胞产生的保护屏障，是一层含水量很高的凝胶样物质，包括黏蛋白、防卫素、蛋白酶、溶菌酶、组氨酸、一氧化氮等，可以覆盖子宫颈的表面，保护上生殖道免受化学、机械和微生物的损伤。但有研究证明，通过闪烁照相的方法，人们观察到阴道的微生物可以通过子宫、输卵管和宫颈肌层的蠕动波，穿过宫颈黏液，到达单侧的输卵管、卵巢和优势卵泡。这项研究让人们重新考虑，上生殖道是一个无菌环境吗？

83. 上生殖道有正常微生物群吗？

上生殖道细菌的体外培养是很困难的，但随着高通量 DNA 测序和分析技术的发展，人们有了可以描述全身微生物群的方法。在人类微生物组计划（human microbiome project, HMP）后，人们已经证明在传统观念认为无菌的部位，比如宫腔、胎盘和卵泡液，实际上是存在其独特的微生物群定植的。高通量测序技术为描述人体复杂微生物群落提供了可能性。这种方法不需要细菌在培养基中生长，因此即使是无法被培养的细菌（约包括 99% 的细菌）也可以被检测到。但这种测序方法也有不足之处，它不能证明细菌是否存活，因此探测出的细菌可能是活菌，也可能是在子宫抗菌物质作用下的细菌残留物或是含 DNA 的外膜囊泡。

与下生殖道菌群的低多样性、高丰度不同的是，上生殖道的菌群显示出高多样性、低丰度的特点，包括变形菌门（Proteobacteria）、拟杆菌门（Bacteroidetes）、放线菌门（Actinobacteria）及厚壁菌门（Firmicutes）。但上生殖道菌群的取样是一个较为困难的过程，因为操作不像阴道取样那样简单便捷，而且仅适用于有子宫内膜病变的患者。另外，上生殖道取样易被阴道菌群污染。由于上生殖道菌群的低丰度，很小的污染（包括下生殖道菌群的污染和试剂盒与所用材料的 DNA）就能对结果造成很大的影响。

但有研究表明，下生殖道的污染对上生殖道取样结果没有显著的影响。通过在腹腔镜或开腹手术中从子宫的微创切口取出的子宫内膜样本和通过宫颈口采集的子宫内膜样本，两种采样方式的细菌分布是高度相似的。因此，经宫颈口的采样方法可以在临床中用来了解一般人群的子宫微生物菌群的情况。

从阴道到腹膜腔液体的女性生殖道微生物菌群，是一个连续的、逐渐变化的整体。阴道的主导菌群是乳杆菌（99.9%），主要为卷曲乳杆菌及惰性乳杆菌；宫颈管的宫颈黏液中，乳杆菌占比稍减低（97.6%）；而在子宫内膜，乳杆菌不再是主导菌群（30.6%），假单胞菌、不动杆菌、漫游菌和鞘脂菌等菌增加；两侧输卵管中，乳杆菌占据的比例更小（1.7%），其他菌的比例显著增加；直肠子宫陷凹的腹腔液中缺乏乳杆菌。可见随着生殖道逐渐向上，乳杆菌的丰度是逐渐降低的。

有研究认为，生殖道各个部位的优势菌群也有差别。阴道的优势菌群是乳杆菌，宫颈管及子宫内膜无优势菌群，输卵管的优势菌群为假单胞菌、丹毒丝菌、费克蓝姆菌等，直肠子宫陷凹腹腔液的优势菌群为假单胞菌、摩根菌、鞘脂菌和漫游菌等。

84. 影响上生殖道微生态变化的因素有哪些?

影响上生殖道微生态的因素包括年龄、性活动、下生殖道感染、生殖道结构异常、子宫腔内手术操作、不良卫生习惯、邻近器官炎症直接蔓延、妊娠、月经周期、上生殖道疾病例如子宫肌瘤、子宫腺肌症、子宫内膜异位及阴道机械性操作（如阴道灌洗、阴道上药）等。

年龄：随着年龄的变化，雌激素的水平有所变化，导致上生殖道微生态也发生变化。如绝经后女性的阴道菌群以革兰阴性需氧菌为主。

性活动：精液中的微生物菌落可能会影响子宫内膜微生态。

下生殖道感染：下生殖道感染如淋病性宫颈炎、衣原体性宫颈炎以及BV等与上生殖道微生态变化密切相关。

生殖道结构异常：宫颈狭窄、子宫解剖结构异常、输卵管解剖结构异常、宫颈手术后形态异常等与上生殖道微生态变化有关。

子宫腔内手术操作：如刮宫术、输卵管通液术、子宫输卵管造影术、宫腔镜检查等手术操作，会导致生殖道黏膜损伤、出血、坏死，进而导致下生殖道内源性病原体上行感染。

不良卫生习惯：经期性交、使用不洁月经垫、阴道冲洗等不良性卫生习惯易使上生殖道微生态变化，使盆腔炎性疾病的发生率增高。

邻近器官炎症直接蔓延：如阑尾炎、腹膜炎等蔓延至盆腔，病原体以大肠埃希菌为主。

月经周期：增殖期和分泌期时，阴道的乳杆菌、子宫内膜和腹腔液中的鞘氨脂菌、普雷沃菌、纤毛菌、痤疮丙酸杆菌、假单胞菌会富集。

妊娠：在妊娠的不同阶段，胎儿－母体界面的免疫情况逐渐发生变化。在着床过程中，免疫细胞的数量和功能会发生改变，是子宫内膜着床准备的重要部分。促炎细胞因子也会参与免疫细胞的募集和子宫内膜的激活。着床位点的特征是 IL–6、IL–8、IL–15、GM–CSF（粒细胞－巨噬细胞集落刺激因子）、TNF–α 等细胞因子富集，这种炎症环境会促进上皮细胞的改变，对子宫内膜的容受性至关重要。另外，宫腔内的菌群、细菌源性碎片或细菌产物可以引起炎症性免疫反应，可能有助于提高子宫内膜的容受性。受精完成后，促炎细胞因子会影响绒毛外滋养细胞的侵袭，导致子宫螺旋动脉重构，此过程可能与色氨酸的调节有关。胎盘色氨酸的代谢与胎儿耐受能力的建立和维持以及胎儿健康等多个方面有重要关系。妊娠中期与抗炎反应有关，包括滋养细胞的细胞因子和激素的免疫调节能力等。其中 TGF、β–hCG 和 IL–10 是单核细胞、NK 细胞和 T 细胞的关键调节因子。另外，有研究表明适量的母体微生物群可以促进抗炎，微生物可以通过诱导 IFN–β 的表达来调节母体的免疫系统。口服乳双歧杆菌和鼠李糖乳杆菌联合使用可以导致胎盘和胎儿肠道中 TLR 的表达下降，进而预防 LPS 介导的早产。

上生殖道疾病：如子宫内膜炎、子宫内膜癌、子宫内膜息肉、子宫内膜异位等疾病。在子宫内膜炎和功能失调性子宫出血患者中，大肠埃希菌、链球菌、葡萄球菌和肠球菌均明显增高。在子宫内膜癌患者中，阴道阿托波菌和卟啉单胞菌出现，特别是阴道 pH 值高于 4.5 时，与子宫内膜癌有关。在子宫内膜息肉（也被认为是慢性子宫内膜炎）的患者中，双歧杆菌、阴道加德纳菌、链球菌和交替单胞菌均明显增高。在子宫内膜异位患者中，链球菌、莫拉菌、肠球菌、葡萄球菌均显著增加，而乳杆菌相比对照组降低。

85. 盆腔炎时的上生殖道和下生殖道微生态有哪些特点？

盆腔炎时上生殖道和下生殖道微生态都会有显著的变化，菌群失衡与盆腔炎的发生及发展密切相关。盆腔炎时乳杆菌的比例显著下降，而 CT、NG、生殖支原体、阴道加德纳菌、解脲支原体、链球菌、葡萄球菌、假单胞菌、大肠埃希菌、流感嗜血杆菌、放线菌、微小脲原体、纤毛菌、结核分枝埃希菌等可能出现或比例上升，菌群多样性显著增加。一项 580 例样本的研究表明，从盆腔炎患者中最常分离出的微生物为 NG（55.8%）、CT（22.2%）、厌氧菌和（或）兼性厌氧菌（30%）。在 CT 和 NG 阳性的患者中，厌氧菌和兼性菌的检出率达到 50%。因此，厌氧菌和兼性厌氧菌几乎在三分之二以上盆腔炎患者的上生殖道检出。另外，检出率阳性与采样部位有关。阴道及宫颈的阳性率较子宫内膜高，子宫内膜的阳性率较输卵管高，这可能与黏液屏障的作用有关。

有研究表明，BV 患者中下生殖道分离的微生物群与盆腔炎患者上生殖道分离的微生物群相似，BV 相关菌群可以使盆腔炎的发病率显著增加。中间型和高 Nugent 评分可以使滴虫、CT、NG 的感染风险增加 1.5~2 倍，可以使 HSV-2 的感染风险增加 2 倍。因此，间接反映 BV 相关菌群的 Nugent 评分可以作为盆腔炎的危险因素之一。BV 相关的微生物群能够产生各种黏液水解蛋白酶，这些蛋白酶可以降解黏液栓和机体产生的抗菌剂（如白细胞蛋白酶抑制剂），继而使病原菌较为容易到达宫颈、子宫内膜和输卵管，导致输卵管堵塞、不孕、异位妊娠等不良结局。浆膜表面纤维蛋白也可以使输卵管、卵巢、肠道及大网膜与盆腔结构粘连，导致腹膜炎。BV 相关菌群也与多种妊娠并发症有关，包括早产、胎膜早破和产后子宫内膜炎等有关，表明 BV 相关菌群可以促进细菌从下生殖道上升至上生殖道，并有助于细菌在上生殖道的定植。因此，阴道微生物群和 BV 可以作为一项上生殖道感染的危险因素。

86. 阴道微生态对盆腔有哪些自净作用？

　　阴道微生态是由阴道微生物群、机体的内分泌系统、阴道解剖结构及阴道免疫系统共同组成的生态系统。在正常的健康女性的阴道环境中，虽然有多种细菌存在，但这种菌群之间存在一种相互依赖和相互制约的生态平衡，一般不会致病。在维持其生态平衡的过程中，发挥重要作用的主要有四个方面：乳杆菌、雌激素、阴道的 pH 值和阴道黏膜免疫系统。雌激素可以使阴道上皮增生变厚，并能增加上皮细胞内的糖原含量。糖原进一步分解为单糖，然后被阴道内的乳杆菌转化为乳酸，维持阴道内正常的酸性环境（pH ≤ 4.5，多在 3.8~4.4），从而抑制大多数病原体在阴道内的生长繁殖。另外，雌激素还可以维持阴道黏膜免疫功能。这种过程称为阴道微生态的自净作用。

　　在正常阴道菌群中，乳杆菌为优势菌，它可以维持酸性环境，还能够产生 H_2O_2 及其他抑菌物质如乙酸、乳酸菌素、细菌素等，从而抑制或杀灭其他细菌，维持阴道内环境的稳定。同时，乳杆菌还可以通过与细菌竞争营养物质和竞争阴道上皮细胞的黏附位点，从而达到干扰其他细菌生长及占位性保护的目的。另外，乳杆菌还能刺激机体的免疫系统、免疫细胞（包括上皮细胞、间质成纤维细胞和淋巴细胞等）及其分泌的细胞因子发挥免疫调节作用，提高机体的免疫功能。阴道分泌的黏液中有多种免疫调节分子如细胞因子、化学因子及抗菌蛋白酶等。

　　女性上生殖道感染的病原体大概可分为两大来源，一是来自于原定植于阴道内的微生物群，多为需氧菌和厌氧菌混合感染；二是外界入侵的病原体如 CT、NG、生殖支原体等性传播疾病的病原体。最常见的感染途径为沿生殖道黏膜上行蔓延，即病原体侵入外阴、阴道后，或原定植于阴道内病原体沿宫颈黏膜、子宫内膜、输卵管黏膜，上行蔓延至卵巢及腹腔。因此，阴道微生态的自净作用在抵御上生殖道感染的过程中有极为重要的作用。而宫颈管黏膜分泌的宫颈黏液栓，其中有乳铁蛋白、溶菌酶等物质，可以抑制病原体上行，也可以清除偶然进入上生殖道的病原体。另外，输卵管黏膜上皮细胞的纤毛可以向宫腔方向摆动以及输卵管的蠕动，也可以阻止病原体的上行。

87. 为什么青少年更易患盆腔炎？与上生殖道微生态有关吗？

盆腔炎性疾病（pelvic inflammatory disease, PID）是女性上生殖道感染引起的一组疾病，包括子宫内膜炎、输卵管炎、输卵管卵巢脓肿和盆腔腹膜炎。在青少年群体中，PID 是一种常见的生殖系统疾病。据估计，五分之一到三分之一的 PID 发生于 19 岁以下的女性。CT、NG 的感染及盆腔炎常见于性活跃的青少年。15~19 岁的青少年在所有年龄段中有着最高的发病率。数据显示，性活跃女性 PID 的发病率分别是：15 岁女性为 12.5%，16 岁女性为 10%，24 岁女性为 1.25%，表明较年轻的年龄组患病风险增加了 10 倍。

绝大多数 PID 源于从下生殖道上行的性传播感染病原体。其危险因素包括较低的年龄、较低的初次性行为年龄、较低的教育水平、较低的社会阶层、经期或经期附近的性行为、无保护的性行为、性暴力、单亲家庭、吸烟等。

（1）易感机制　解剖因素：宫颈上皮由宫颈阴道部鳞状上皮与宫颈管柱状上皮共同组成，交接部位于宫颈外口，称鳞柱交接部。PID 的两种常见病原菌包括 CT 和 NG，主要侵犯人类泌尿生殖系统的单层柱状上皮和移行上皮。青春期前，鳞柱交接部位于宫颈管内。青春期后，受卵巢激素水平影响，宫体和宫颈体积增大。随着宫颈体积增大，宫颈柱状上皮下移，向外翻转，这种移位的柱状上皮就暴露于宫颈外口，为病原体的侵入和繁殖提供了更大的可能性。

行为因素：青少年的行为因素导致他们 STI 的暴露率高于其他年龄组。青少年多性伴、年长性伴、频繁更换性伴、无症状感染性伴、无保护性行为等情况出现的概率较高。且由于青少年时期的认知水平较低，她们使用避孕套的意识较差，对输卵管性不孕、异位妊娠等后遗症的重视性也不够。另外，青少年可能有经期性交、使用不洁月经垫、阴道灌洗等不良行为习惯。当她们存在这些危险因素时，她们也常由于经济和社会等因素难以寻求帮助，延误治疗。

免疫因素：青少年的免疫系统发育尚未成熟，其固有免疫、抗体和 CD4$^+$ T 细胞反应缓慢且不成熟，导致无法有效清除性传播感染病原体如 CT 和 NG 等，继而导致无症状的慢性感染，造成更多的组织损伤。这种内在损伤可导致溶菌糖基转移酶（lytic transglycosylases, LTs）释放，造成输卵管的损伤。

月经周期：PID 的发生更常见于月经周期的前 7 天即月经期，月经期病原体更容易从宫颈上升到上生殖道。其作用机制可能包括月经期宫颈黏液稀少，病原体更易穿过宫颈黏液，此外宫颈黏液的抑菌作用在月经初期最低；青少年无排卵的月经周期更常见，持续的高雄激素水平可使宫颈管分泌的黏液量减少；经血逆行时，由于子宫收缩，病原体可能从子宫内膜被推送入输卵管。

在诊断青少年 PID 时，青少年的症状轻微、隐瞒病史及查体不配合等因素会加大诊断难度。虽然有数据显示轻、中度的青少年 PID 患者门诊治疗和入院治疗的治疗效果无显著差异，但由于青少年依从性差，建议应根据个体情况考虑是否入院治疗。青少年宣教是预防青少年生殖道感染极为重要的措施。宣教内容可包括 PID 的危险因素、风险及如何预防再次感染、有效的避孕手段、不良行为如月经期间性交、阴道灌洗等。筛查和治疗衣原体的感染是预防 PID 的重要措施，可以通过尿液或阴道拭子样本进行核酸扩增试验。性伴的宣教是降低 PID 反复感染及减少后遗症的另一个重要因素。

（2）非典型盆腔炎 虽然绝大多数 PID 是由性传播感染病原体感染所致，但性活动并不是盆腔炎的必要条件。青春期前无性生活的女性也可能患 PID，其病因是非性传播病原体的上行，如大肠埃希菌、β- 溶血性链球菌、消化道菌群、蛲虫等病原体导致。由于症状轻微，且医生不容易考虑到 PID 的可能性，故非典型盆腔炎诊断困难。在这种情况下，完整的病史采集，包括既往胃肠道疾病、国外旅居史、蛲虫感染、手卫生等，对医生进行非典型盆腔炎的诊断和鉴别有重要意义。

88. 为什么阴道冲洗是盆腔炎的危险因素？

很多女性认为阴道冲洗是维持女性卫生条件的重要生活习惯，据统计，约三分之一的女性有阴道冲洗的习惯。她们通常在月经后或性交前后进行阴道冲洗，以清洁、减轻阴道异常气味、缓解阴道瘙痒和烧灼刺激感等。此外很多女性还认为阴道冲洗可清除经血、清除阴道分泌物、满足性伴的要求、预防性传播疾病感染、避免怀孕、使阴道更紧致等。阴道冲洗的药品通常是含醋和水的溶液，其他产品还包括小苏打、碘伏、H_2O_2、硼酸、漂白剂等。

大多数研究证实，很多严重的妇科疾病可能与阴道冲洗相关，如 PID 及 BV 等生殖道感染，异位妊娠、低体重胎儿、早产、绒毛膜羊膜炎等不良妊娠结局，甚至包括宫颈癌、HIV 感染等。其致病机制可能与阴道菌群改变和阴道黏膜完整性被破坏有关。

阴道微生物群被认为是人类与栖居微生物共生关系中最复杂的例子之一。阴道乳杆菌是正常女性阴道的优势菌群，它可以无氧酵解阴道上皮细胞内的糖原来产生乳酸，维持阴道内酸性环境。还可以在阴道壁形成一层生物膜，防止内源性细菌和外源性病原体的入侵。有研究表明，用生理盐水或醋酸溶液冲洗阴道可在 10 分钟内导致阴道微环境发生改变，而菌群恢复到之前的水平需要至少 72 小时。用含杀菌剂的溶液如聚维酮碘液冲洗阴道会导致短期菌群变化和长期菌群失调，导致病原菌如 BV 的相关细菌生长速度显著加快，当病原菌的生长速度比原本占主导地位的乳杆菌的生长速度更快时，原本的阴道菌群平衡被打破。而且，下生殖道的病原菌过度生长可能增加病原菌上行感染的风险，继而导致 PID 等上生殖道感染。另外，阴道冲洗的产品中所含的表面活性剂会破坏阴道上皮细胞的细胞膜，对黏膜表面造成刺激，破坏黏膜完整性。

89. 宫内节育器会影响上生殖道微生态吗?

宫内节育器是一种放置在子宫腔内的避孕装置，由于初期使用的装置多是环状，通常叫节育环，这是我国育龄期女性通常选用的长效避孕措施，往往一个环在体内放置的时间可长达十余年。经过多年的实践改良，现在应用于临床的节育器多为带铜宫内节育器（copper bearing intrauterine device）和左炔诺孕酮宫内缓释节育系统（levonorgestrel-releasing intrauterine system）。支架材料可为塑料、聚乙烯、记忆合金等。形状可有圆形、T 形、Y 形、V 形及链条状等。我国女性一般使用的是含铜宫内节育器，其原理是铜离子可以使子宫内膜的无菌性炎症反应加重，干扰受精卵植入所必须的酶系统活性，不利于受精卵的植入和卵泡的发育。另外，铜离子还能改变宫颈黏液的生化特性，影响精子活动和获能。铜离子也可以直接杀伤精子和受精卵。

宫内节育器被广泛认为是最有效的避孕手段之一，有安全、有效、可逆、简便、经济等优点。但同时也有很多不良反应，例如经期延长、阴道不规则出血、贫血、腹痛、腰背痛、生殖道感染、子宫穿孔、宫内节育器移位、脱落或带器妊娠等。如果阴道和宫颈菌群中含有潜在的致病菌，宫内节育器的植入是否可能将这些病原体转运至上生殖道而导致上生殖道微生态失衡呢?

1976 年，一项病例对照研究第一次提出了宫内节育器与盆腔炎的关系。研究表明，使用宫内节育器可以使盆腔炎的风险增加 60%。该研究也有其局限性，包括选择偏倚、盆腔炎诊断标准不明确、对混杂因素的影响难以控制等。如果宫内节育器增加了女性上生殖道感染的风险，那么节育器持续存在，盆腔炎的风险应始终保持增高的趋势。但多项临床研究都显示，盆腔炎的发生率仅在宫内节育器植入后的前 4 周显著增高，风险为对照组的 4~6 倍，主要分离的细菌为凝固酶阴性的葡萄球菌、大肠埃希菌、肠球菌和链球菌等。宫内节育器植入后，乳杆菌分级（lactobacillary grades, LBGs）变差，AV 相关病原菌、BV 相关病原菌增加、Nugent 评分增高、放线菌和假丝酵母菌显著增加。但随植入时间的延长，菌群逐渐恢复。其可能原因有：菌群的紊乱可能与子宫不规则出血有关。月经对菌群有暂时的干扰作用，导致乳杆菌减少，普雷沃菌和其他厌氧菌增加。但随植入时间延长，出血量减少，菌群可以逐渐恢复。另外，宫腔感染后，子宫有自净的功能。一项研究显示，女性自愿在子宫切除前的时间段内使用宫内节育器，植入时检测细菌的种类及数量。当子宫被切除后，在手术室打开子宫，取标本进行细菌培养，结果发现细菌在植入的下一个经期基本被清除。

值得重视的是，多项研究表明植入宫内节育器使 CT 或 NG 感染的女性 PID 的发生率更高。因此，有 CT 和 NG 的高危女性不建议植入宫内节育器。但如果植入时有未知的、无症状的感染并及时接受治疗，PID 的风险很低。另外，有复发 VVC 及有此风险的女性，也不建议植入宫内节育器。

激素相关的避孕手段例如左炔诺孕酮宫内缓释节育系统、长效醋酸甲孕酮（depot medroxyprogesterone acetate, DMPA）和口服避孕药等在多项研究中都显示对阴道菌群无显著影响，甚至可以促进乳杆菌主导的健康阴道菌群。左炔诺孕酮宫内缓释节育系统的原理是通过每天释放 20μg 左炔诺孕酮，使宫颈黏液变厚，阻止精子通过子宫颈管进入子宫腔与卵母细胞结合，还能使子宫内膜对血液循环中的雌二醇失去敏感性，持续抑制子宫内膜，使受精卵无法着床。另外，由于宫颈黏液增厚和逆行月经减少，病原体上行到达上生殖道的风险减少，可以降低盆腔炎发生率。

与避孕套不同，宫内节育器并不能保护女性免受性传播感染，因此对于有感染风险的女性，建议联合使用避孕套或改用避孕套为避孕方法。

90. 乳杆菌制剂对体外受精成功率有影响吗？

研究证明，乳杆菌属在接受胚胎移植的女性中占主导地位。类似研究发现，根据对阴道菌群的分析定义，将子宫内膜的菌群分为两组，分别为以乳杆菌为主的菌群（＞90% 的乳杆菌属）和非乳杆菌为主的菌群（＜90% 的乳杆菌属，＞10% 的其他菌属）。与乳杆菌主导的子宫内膜菌群的患者相比，非乳杆菌主导的患者的不良生殖结局发生率显著增加。另外，与健康受试者和非体外受精患者相比，接受体外受精的患者为非乳杆菌主导的宫腔微生物群的概率显著增高。这可能表明乳杆菌在胚胎发育的最初阶段有重要作用。此外有研究表明，在胚胎植入时种入乳杆菌可以提高胚胎的成活率，减少NG、CT、生殖支原体、HIV、感染等的风险。

（冯旸子　刘朝晖）

扫码查看
参考文献

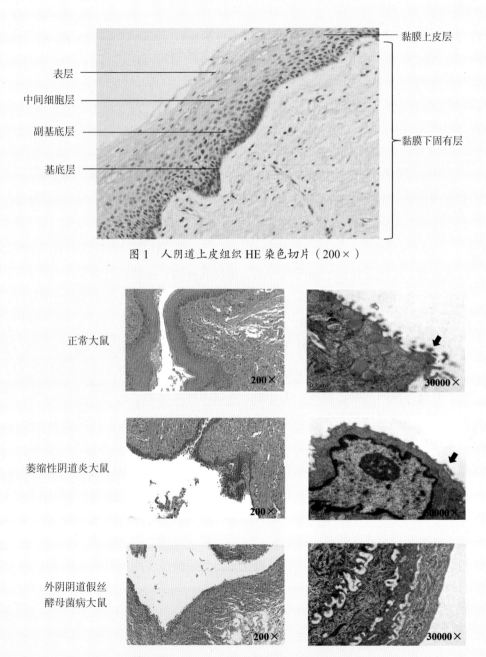

图 1　人阴道上皮组织 HE 染色切片（200×）

黏膜上皮层

表层

中间细胞层

副基底层

基底层

黏膜下固有层

正常大鼠

萎缩性阴道炎大鼠

外阴阴道假丝
酵母菌病大鼠

黑色箭头：阴道表层细胞表面微绒毛及其上糖萼。

图 2　大鼠阴道上皮 HE 染色组织病理及透射电镜超微病理切片

乳杆菌属的不同乳杆菌

乳杆菌属属于细菌界厚壁菌门芽孢杆菌纲乳杆菌目乳杆菌科。因其可以发酵糖类物质并产生乳酸而命名，为革兰阳性菌，共有150多个种和亚种，其中仅约20%的菌种为专性厌氧菌，其他的多为兼性厌氧菌。

与人类关系较为密切的有嗜酸乳杆菌、卷曲乳杆菌、德氏乳杆菌、惰性乳杆菌、詹氏乳杆菌、加氏乳杆菌、植物乳杆菌、发酵乳杆菌、干酪乳杆菌、唾液乳杆菌、短乳杆菌等，女性阴道内占优势地位的乳杆菌为卷曲乳杆菌、德氏乳杆菌、詹氏乳杆菌、惰性乳杆菌和加氏乳杆菌等。

涂片染色镜检为革兰阳性无芽孢的大杆菌，可弯曲或呈较短杆状，大小（0.5~1.2）μm×（1.0~10.0）μm。成双、短链或栅栏状排列，具有圆形的顶端，有些菌株两端染色较深。无芽孢、多数菌种无鞭毛。乳杆菌可为专性厌氧、兼性厌氧或微需氧菌，在 5%~10% CO_2 环境中能生长，有些菌在厌氧环境中生长更好。乳杆菌为极端专性好氧菌，生长需要营养丰富的培养基；最适生长温度 30~40℃，最适生长 pH 5.5~6.2，耐酸，在 pH 3.0~4.5 仍能生长。分离培养常用 MRS 营养琼脂或葡萄糖血清琼脂。培养时在厌氧血平板上可形成直径 2~5mm 的菌落，多为圆形、凸起、表面粗糙，边缘不整齐，颜色多呈灰白色或乳褐色。鉴别要点包括发酵多种糖类产生乳酸，不分解蛋白质，触酶试验、吲哚试验、明胶液化试验和硝酸盐还原试验均阴性。

卷曲乳杆菌

革兰阳性，细长杆，菌体两边齐平、两头钝圆，微弯成短链出现，无鞭毛，无芽孢。

兼性厌氧，喜温，生长温度 15~40℃，pH 6.5。在 5% CO_2 或厌氧培养菌落白色，边缘不整齐，片状，中央凸起，在血培养基上可见菌落周围有草绿色溶血环。

可产酸，不液化明胶，可发酵甘露糖、半乳糖、葡萄糖、麦芽糖、蜜二糖、棉子糖、核糖、蔗糖、海藻糖、果糖。

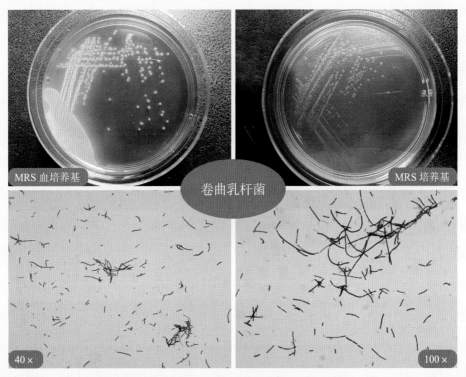

注：附件中所有乳杆菌图片均来自北京妇产医院微生态室。下同。

惰性乳杆菌

革兰阳性，长杆状，菌体染色欠均一，常成簇状、成对或成短链状排列。

惰性乳杆菌营养要求比较高、生长缓慢，不能在 MRS 和 Rogosa 培养基上生长，需要用血平板培养、厌氧条件下培养 48 小时，菌落为针尖样、半透明。

分解乳糖生产 L（+）- 乳酸，不产气，有些菌株可分解麦芽糖得到乳糖，不分解 L- 阿拉伯糖、D- 阿糖醇、乳糖、甘露醇、蜜二糖、蔗糖、D-木糖。

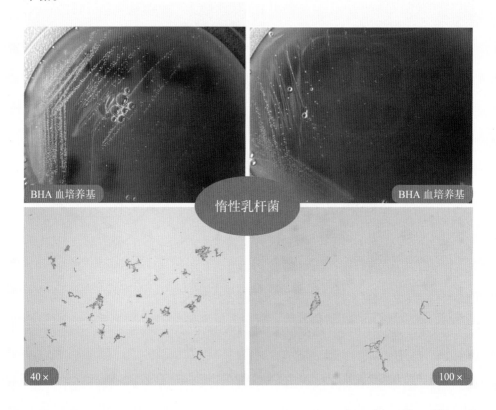

BHA 血培养基

惰性乳杆菌

BHA 血培养基

40×

100×

嗜酸乳杆菌

革兰阳性、无芽孢杆菌，其形态呈链杆状或球杆状，有的可卷曲成圆圈样或问号样，排列成多形态性。

菌落较小，0.5~1mm，灰白色，圆形，微微凸起、边缘光滑，挑起拖丝黏稠。其最适的生长温度为 37~42℃，最适的 pH 值为 6.8。

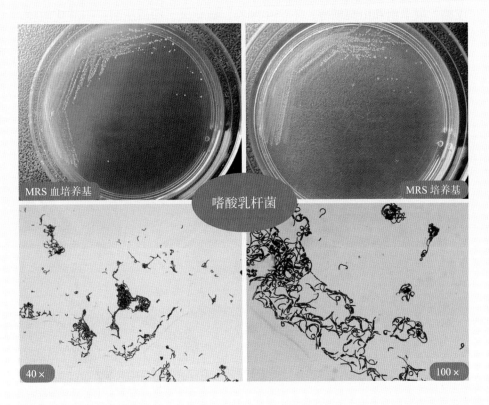

加氏乳杆菌

革兰阳性，细长杆状，多数单个或成链排列，无鞭毛，无芽孢。

菌落灰白色，边缘不整齐，扁平状，形成中间薄、边缘厚菌落。最适生长温度30℃，可在10℃生长。

通常可发酵葡萄糖、果糖、蔗糖、纤维二糖和水杨苷；不发酵甘露醇、戊糖、鼠李糖和山梨糖醇；不产生吲哚、硫化氢、卵磷脂酶，不液化明胶。发酵产物以 L-（＋）-乳酸为主，不产气。

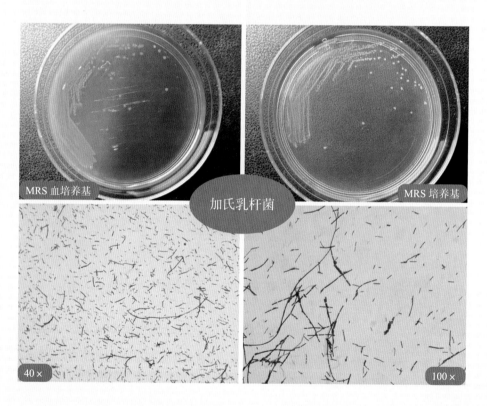

MRS 血培养基

加氏乳杆菌

MRS 培养基

40×

100×

副干酪乳杆菌

革兰阳性，细长杆，单独、成短链、栅栏状排列，无鞭毛，无芽孢。

菌落灰白色，边缘光滑，凸起，淡奶油感，可拉丝。喜温，生长温度15~40℃，最适生长温度37℃，pH 7.0。

能发酵葡萄糖、半乳糖、果糖、乳糖、蔗糖、麦芽糖、纤维二糖、水杨苷；不发酵阿拉伯糖、蜜二糖、棉子糖、木糖、鼠李糖。接触酶阴性，产酸。

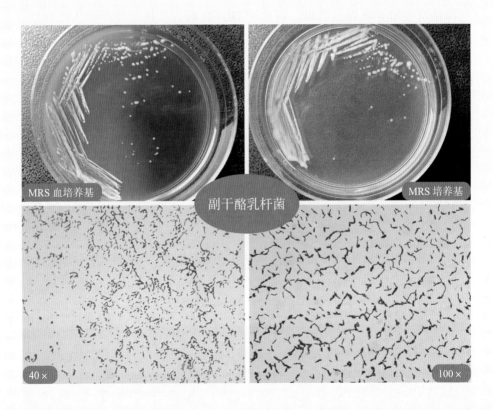

MRS 血培养基　　副干酪乳杆菌　　MRS 培养基

40×　　100×

发酵乳杆菌

革兰阳性，杆菌、大小可变，通常短、（0.5~1.0）μm×3.0μm 或以上，有时成对或成链。不运动。正如其名，革兰染色后显微镜下观察发酵乳杆菌就像发酵的面包，均匀蜂窝状分布。

新鲜分离的菌株最适温度为 41~42℃。MRS 及 MRS 血平板厌氧培养 24 小时菌落见下图：菌落通常扁平、圆形或不规则到粗糙，常常透明、较湿润。无色素，但个别菌株产生锈橙色素。

通常发酵半乳糖、乳糖。可产生 DL- 乳酸，其他主要产物为乙酸盐、乙醇和 CO_2。

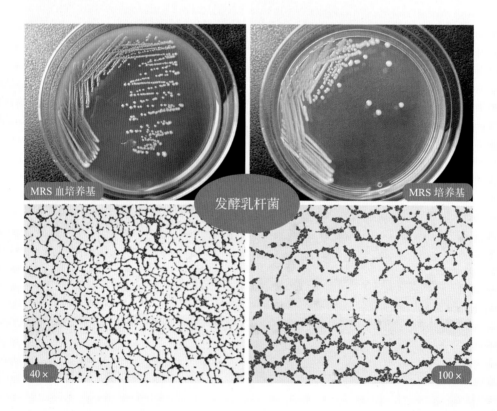

MRS 血培养基

发酵乳杆菌

MRS 培养基

40 ×

100 ×

黏膜乳杆菌

革兰阳性，短杆状，单个、成链或栅栏状排列，无鞭毛，无芽孢。

兼性厌氧，菌落乳白色，圆形，1~2mm、湿润、凸起、边缘光滑。

可发酵葡萄糖、核糖、麦芽糖、蔗糖、蜜二糖、木糖、阿拉伯糖、乳糖、核糖醇；不发酵棉子糖、果糖、鼠李糖、甘露醇、纤维二糖。接触酶阴性，氧化酶阴性。

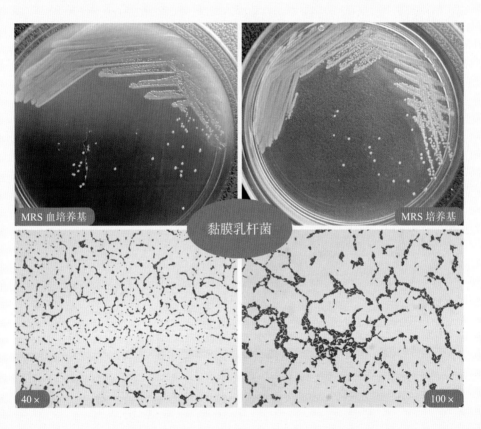

MRS 血培养基

黏膜乳杆菌

MRS 培养基

40×

100×

鼠李糖乳杆菌

革兰阳性，细长杆，微弯成链排列，如鱼群状，无鞭毛，无芽孢。

兼性厌氧，菌落圆形或类圆形，灰白色，边缘不整齐，略有毛刺感，中央稍凸起，湿润。生长温度 30~40℃，最适生长温度 37℃，pH 值生长范围 5.3~8.0，最适 pH 6.8。

可发酵纤维二糖、半乳糖、葡萄糖、葡萄糖酸盐、乳糖、麦芽糖、甘露醇、甘露糖、棉子糖、蔗糖。接触酶阴性。

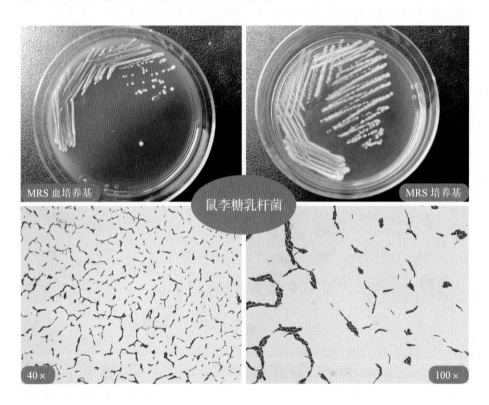

MRS 血培养基　　鼠李糖乳杆菌　　MRS 培养基

40×　　100×

唾液乳杆菌

　　革兰阳性，短杆状，菌体长度略大于宽度，单独或成链排列，无鞭毛，无芽孢。

　　兼性厌氧，菌落灰白色，边缘整齐，中央凸起，湿润。生长温度30~43℃，最适生长温度 37℃，最适 pH 5.0~5.5。厌氧环境生长较佳，产乳酸，具耐酸性，可耐酸至 pH 2.5 及耐胆盐至 0.4%，培养 4 小时。

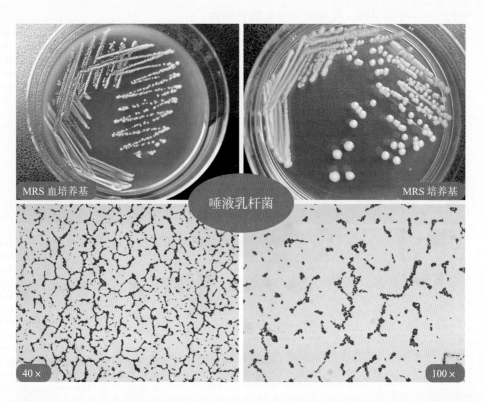

MRS 血培养基　　　　唾液乳杆菌　　　　MRS 培养基

40×　　　　100×

植物乳杆菌

革兰阳性，圆端直杆状，常成堆、栅栏状排列，无鞭毛，无芽孢。

兼性厌氧，菌落灰白色，表面菌落直径约 3mm，边缘整齐，圆形，凸起，有种淡奶油感，可拉丝，能在葡萄酸盐中生长，并产 CO_2，15℃能生长，通常最适生长温度为 30~35℃。

能发酵戊糖或葡萄糖酸盐，终产物中 85% 以上是乳酸。通常不还原硝酸盐，不液化明胶，接触酶和氧化酶皆阴性。

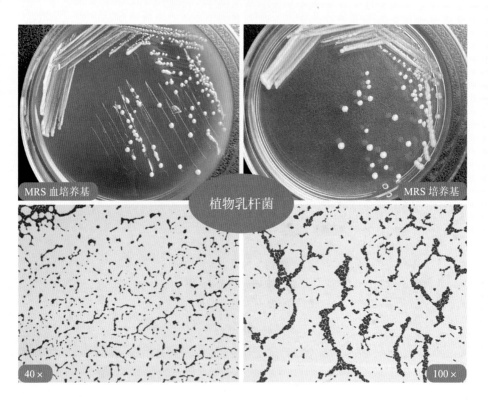

MRS 血培养基

植物乳杆菌

MRS 培养基

40×

100×

德氏乳杆菌

革兰阳性，细长杆，单独或成对排列，无鞭毛，无芽孢。

兼性厌氧，菌落圆形 1~2mm，灰白色，边缘整齐，凸起，湿润。耐酸，喜温，生长温度 30~40℃，可以产较高光学纯度的 D- 乳酸，但其最佳的发酵温度为 37℃。当培养温度达到 40℃左右时，D- 乳酸的产率显著降低。

不液化明胶，可利用纤维二糖、果糖、葡萄糖、蔗糖、海藻糖。接触酶阴性，氧化酶阴性，可产过氧化氢。

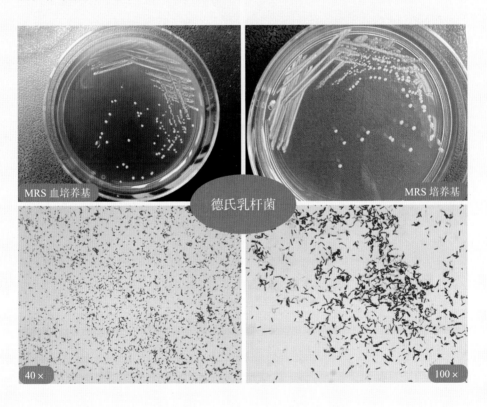

MRS 血培养基　　德氏乳杆菌　　MRS 培养基

40×　　100×

约氏乳杆菌

革兰阳性，细长杆，长短不一，可单独或成链排列，无鞭毛，无芽孢。

培养基上菌落 1mm 左右，灰白色，扁平，边缘较中心薄，犹如小荷包蛋样。发酵产物以 L–（＋）–乳酸为主，不产气，最适生长温度 30℃，可在10℃生长。

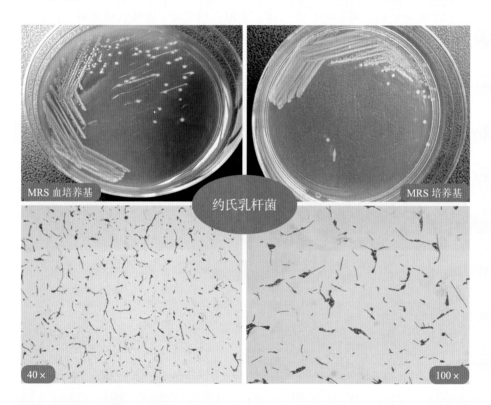

MRS 血培养基

约氏乳杆菌

MRS 培养基

40×

100×

詹氏乳杆菌

革兰阳性，细长杆，微弯成链出现，无鞭毛，无芽孢。

菌落 0.5~1mm，灰白色，湿润，半透明状。

可发酵葡萄糖产生 D（–）- 乳酸，能发酵二糖、蔗糖、麦芽糖、苦杏仁苷，部分可发酵半乳糖、蜜二糖、棉子糖，不发酵乳糖。

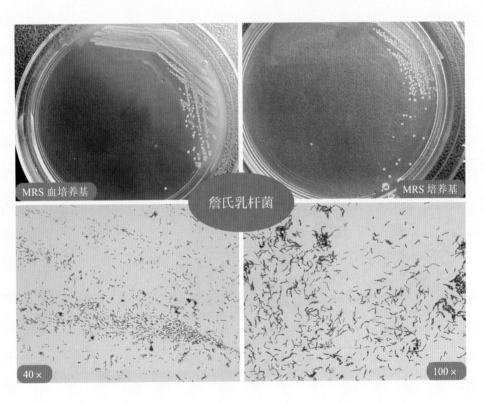

MRS 血培养基

MRS 培养基

詹氏乳杆菌

40×

100×

融合乳杆菌

革兰阳性，短杆状，正如其名，菌体易聚集成堆排列，无鞭毛，无芽孢。

菌落大小 2mm，灰白色，湿润，可沿接种线衍生生长，如梭形，边缘不整齐，扁平状，中央稍凸起。

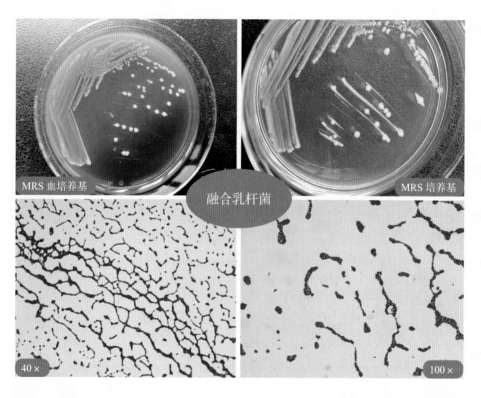

（白会会　杜梦瑶　刘朝晖　赵敏）

志愿者菌群案例

人体具有胃肠道、生殖道及循环等 12 个系统，而人体微生态系统作为潜在的"第 13 个系统"具有与其他系统同样重要的功能。人体微生态系统与宿主及其他系统之间时刻进行着物质、能量、信息的动态交流，一旦人体微生态平衡被打破，随之袭来的就是大量的微生态平衡失调性疾病，直接影响着人的生命过程及质量。通过调节人体微生态的动态平衡，可以为人体创造健康的内环境。其中，微生物群或微生物组为该系统核心元素。人体微生物群是微生物与宿主在其长期的历史共同进化过程中所建立的生物系统，理论上，人体的菌群自出生起，其与宿主间共进化、共发育、共代谢、相互调控，即开始了从无到有、从低级到高级的演化进程。

阴道菌群与女性生殖健康息息相关。健康阴道菌群一直被定义以乳杆菌为主、菌群多样性较低的状态，处于菌群的动态平衡。纵观女性一生，自出生后阴道菌群建立，到儿童期、青春期、性成熟期、妊娠产褥期、包括月经周期的不同时段，由于解剖、内分泌及环境的影响，阴道微生态一直处于不断的动态平衡之中，其中的规律尚未阐明，充分了解在月经周期的不同时段阴道菌群的动态变化规律对于阴道微生态的健康是十分必要的。因此，刘朝晖团队选取了 11 例我国育龄期女性志愿者，应用宏基因组测序技术，对我国女性月经周期阴道菌群的演变过程进行了详细描述，试图从"菌群动态平衡"的角度再定义"健康阴道菌群"，以期为临床工作者或微生态相关领域学者在日常工作中面临相关问题提供知识参考及临床科研思维的培养。

✿ **志愿者菌群案例 1**

34 岁，月经周期为 7/（26~30）天，避孕套避孕，曾有细菌性阴道病史，近期夜班较频繁，但自觉阴道分泌物稍偏黄，无其他不适症状。

分别于月经期（G1 期）、卵泡中期（G2 期）、黄体中期（G3 期）取样，进行微生态检测和宏基因组测序。

微生态检测结果显示，月经期和卵泡中期分别表现为外阴阴道假丝酵母菌病（VVC）、细菌性阴道病（BV）中间型，黄体中期表现为 VVC。

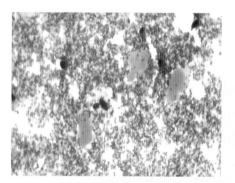

G1 期（第 2~3 天）

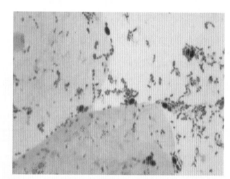

G2 期（第 7~8 天）

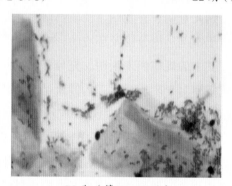

G3 期（第 21~22 天）

宏基因组测序分析阴道菌群，结果显示月经期以普雷沃菌、加德纳菌为主，到卵泡中期转为加德纳菌、鼠李糖乳杆菌最多，而黄体中期转变为鼠李糖乳杆菌、加德纳菌为主，且鼠李糖乳杆菌多于加德纳菌；属水平图显示月经期菌群较丰富。

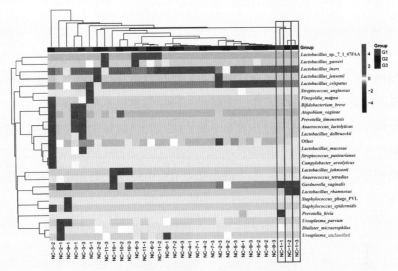

月经期、卵泡中期及黄体中期阴道菌群构成热图（种水平）

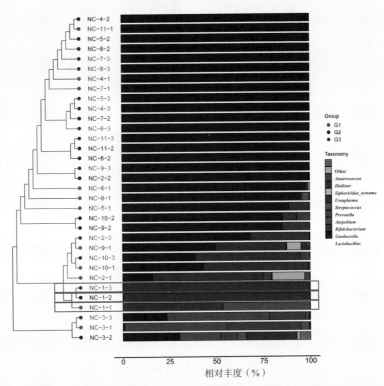

月经期、卵泡中期及黄体中期阴道菌群聚类树与柱状图组合图

（属水平）

志愿者菌群案例 2

30岁，月经周期为 7/（28~30）天，避孕套避孕，作息、饮食规律，自述阴道分泌物颜色、量均正常，无瘙痒、异味等其他不适症状。

分别于月经期（G1期）、卵泡中期（G2期）、黄体中期（G3期）取样，进行微生态检测和宏基因组测序。

微生态检测结果显示，月经期表现为 BV 中间型，卵泡中期与黄体中期均表现为正常菌群。

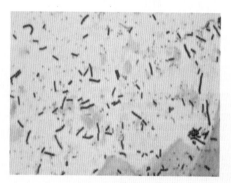
G1期（第 2~3 天）

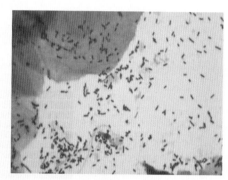
G2期（第 7~8 天）

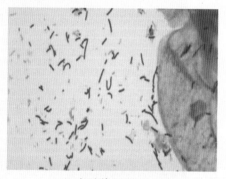
G3期（第 21~22 天）

宏基因组测序分析阴道菌群，结果显示月经期以普雷沃菌、加德纳菌为主，到卵泡中期以詹氏乳杆菌、惰性乳杆菌最多，而黄体中期转变为以詹氏乳杆菌、卷曲乳杆菌为主；属水平图显示月经期阴道菌群较丰富。

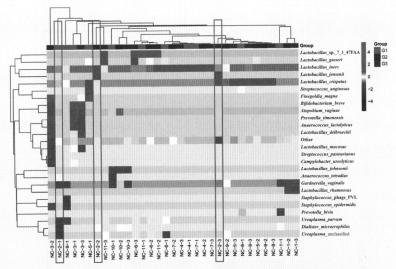

月经期、卵泡中期及黄体中期阴道菌群构成热图（种水平）

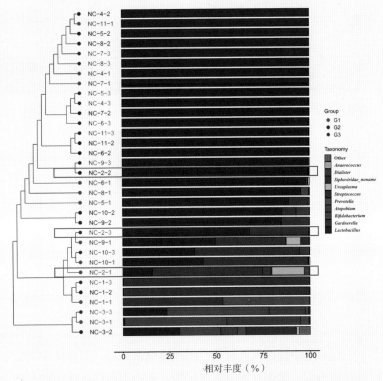

月经期、卵泡中期及黄体中期阴道菌群聚类树与柱状图组合图
（属水平）

志愿者菌群案例 3

30 岁，月经周期为 7/（30~35）天，避孕套避孕，身体状况良好，自述阴道分泌物正常，无瘙痒、异味等其他不适症状。

分别于月经期（G1 期）、卵泡中期（G2 期）、黄体中期（G3 期）取样，进行微生态检测和宏基因组测序。

微生态检测结果显示，月经期与卵泡中期均表现为 BV 中间型，黄体中期显示转为正常菌群。

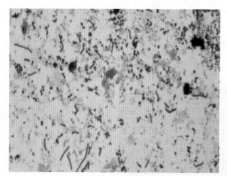 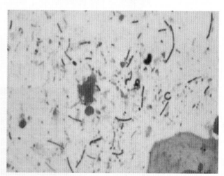

G1 期（第 2~3 天）　　　　　　　　　G2 期（第 7~8 天）

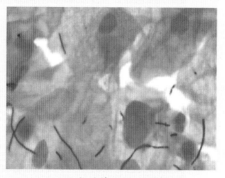

G3 期（第 21~22 天）

宏基因组测序分析阴道菌群，结果显示月经期以双歧杆菌、阿托波菌、普雷沃菌为主，到卵泡中期德氏乳杆菌、巴氏链球菌最多，而黄体中期以双歧杆菌、德氏乳杆菌为主；属水平图显示月经期、卵泡中期、黄体中期的阴道菌群均较丰富，其中卵泡中期最丰富。

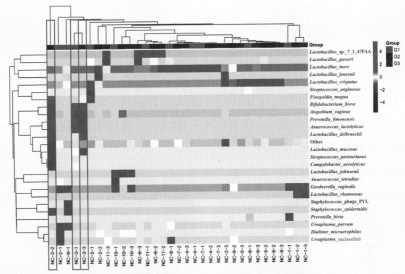

月经期、卵泡中期及黄体中期阴道菌群构成热图（种水平）

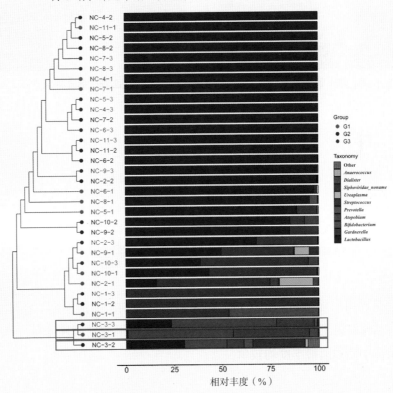

月经期、卵泡中期及黄体中期阴道菌群聚类树与柱状图组合图

（属水平）

❀ 志愿者菌群案例 4

36 岁，月经周期为 5/（30~40）天，避孕套避孕，孕 4 产 2，生活规律，自述分泌物量适中、微黄，无瘙痒、异味等不适症状。

分别于月经期（G1 期）、卵泡中期（G2 期）、黄体中期（G3 期）取样，进行微生态检测和宏基因组测序。

微生态检测结果显示，月经期、卵泡中期、黄体中期均为正常菌群。

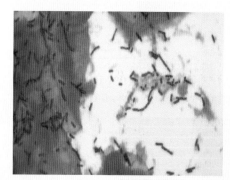 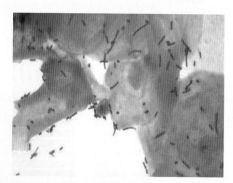

G1 期（第 2~3 天）　　　　　　　　G2 期（第 7~8 天）

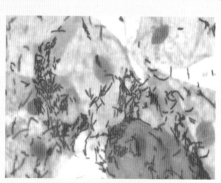

G3 期（第 21~22 天）

宏基因组测序分析阴道菌群，结果显示月经期、卵泡中期、黄体中期的菌群均相对稳定，以惰性乳杆菌为优势菌；属水平图显示月经期、卵泡中期、黄体中期的菌群丰度均较单一。

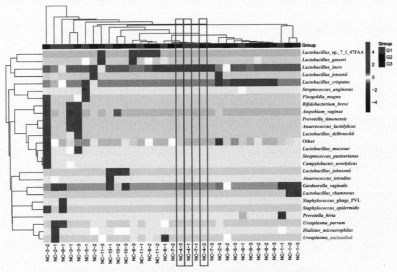

月经期、卵泡中期及黄体中期阴道菌群构成热图（种水平）

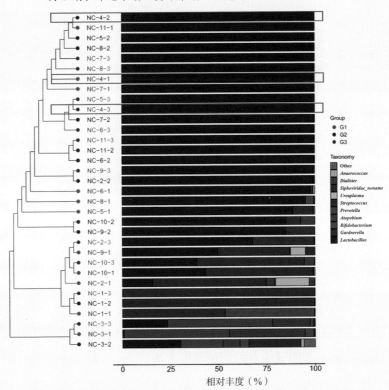

月经期、卵泡中期及黄体中期阴道菌群聚类树与柱状图组合图

（属水平）

志愿者菌群案例 5

39 岁，月经周期为 7/（28~30）天，避孕套避孕，作息规律，分泌量适中，无瘙痒、异味等阴道不适症状。

分别于月经期（G1 期）、卵泡中期（G2 期）、黄体中期（G3 期）取样，进行微生态检测和宏基因组测序。

微生态检测结果显示，月经期、卵泡中期、黄体中期均为正常菌群。

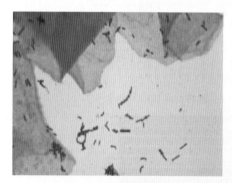
G1 期（第 2~3 天）

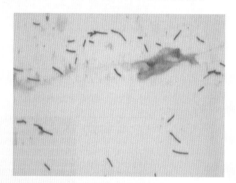
G2 期（第 7~8 天）

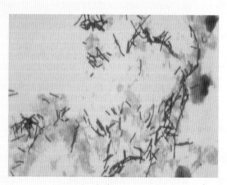
G3 期（第 21~22 天）

宏基因组测序分析阴道菌群，结果显示月经期、卵泡中期、黄体中期的菌群均有很强的稳定性，优势菌均为卷曲乳杆菌，不同的是月经期显示链球菌的高表达；属水平图显示月经期菌群较丰富。

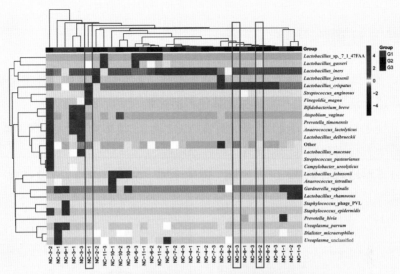

月经期、卵泡中期及黄体中期阴道菌群构成热图（种水平）

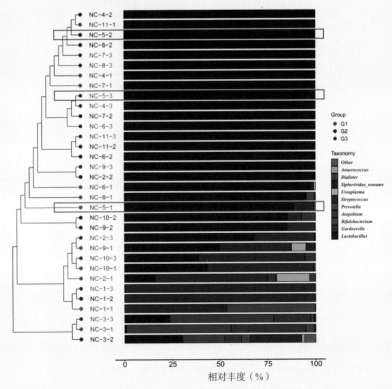

月经期、卵泡中期及黄体中期阴道菌群聚类树与柱状图组合图
（属水平）

志愿者菌群案例 6

37 岁，月经周期为 7/27 天，避孕套避孕，近期睡眠规律，注重锻炼身体，阴道分泌物量适中、微黄，无其他不适症状。

分别于月经期（G1 期）、卵泡中期（G2 期）、黄体中期（G3 期）取样，进行微生态检测和宏基因组测序。

微生态检测结果显示，月经期、卵泡中期、黄体中期均为正常菌群。

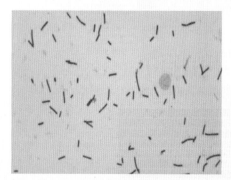 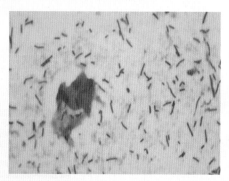

G1 期（第 2~3 天）　　　　　　　　　　G2 期（第 7~8 天）

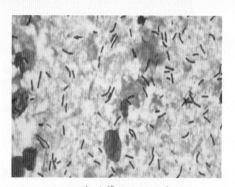

G3 期（第 21~22 天）

宏基因组测序分析阴道菌群，结果显示月经期以惰性乳杆菌为主，到卵泡中期以惰性乳杆菌、乳杆菌 –SP 最多，而黄体中期以惰性乳杆菌、乳杆菌 –SP、格氏乳杆菌为主；属水平图显示月经期、卵泡中期、黄体中期均以乳杆菌属为主，而月经期阴道菌群稍丰富。

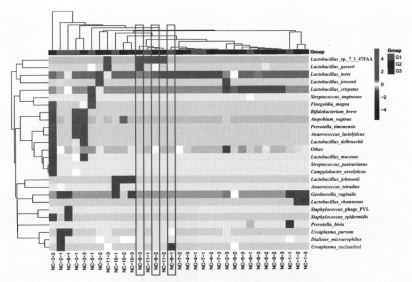

月经期、卵泡中期及黄体中期阴道菌群构成热图（种水平）

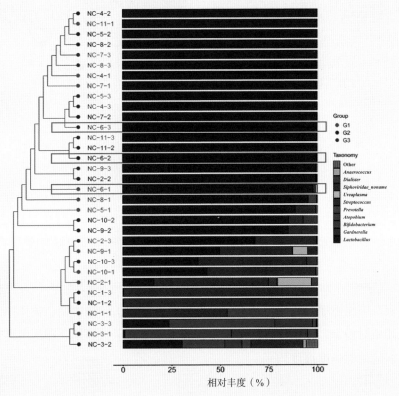

月经期、卵泡中期及黄体中期阴道菌群聚类树与柱状图组合图

（属水平）

志愿者菌群案例 7

36岁，月经周期为 7/（35~40）天，避孕套避孕，无阴道炎史，作息规律，注意锻炼身体；阴道分泌物量适中、微黄，无其他阴道炎不适症状。

分别于月经期（G1期）、卵泡中期（G2期）、黄体中期（G3期）取样，进行微生态检测和宏基因组测序。

微生态检测结果显示，月经期、卵泡中期、黄体中期均为正常菌群。

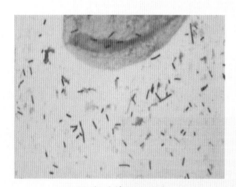
G1 期（第 2~3 天）

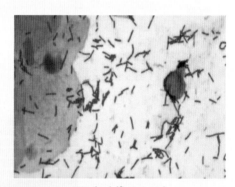
G2 期（第 7~8 天）

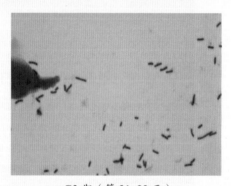
G3 期（第 21~22 天）

宏基因组测序分析阴道菌群，结果显示月经期、卵泡中期、黄体中期的菌群均相对稳定，以惰性乳杆菌为主；属水平图显示月经期、卵泡中期、黄体中期的菌群丰度高度均一。

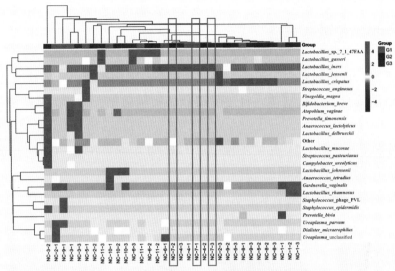

月经期、卵泡中期及黄体中期阴道菌群构成热图（种水平）

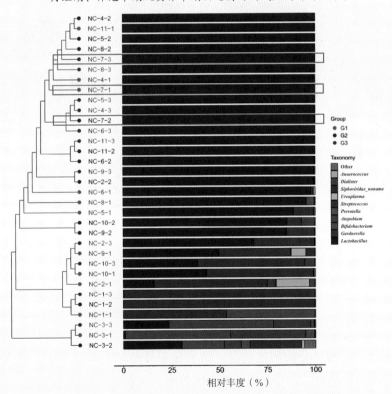

月经期、卵泡中期及黄体中期阴道菌群聚类树与柱状图组合图

（属水平）

志愿者菌群案例 8

　　27 岁，月经周期为 3/50 天，避孕套避孕，无阴道炎，身体状况良好，喜欢运动健身，作息规律，自述阴道分泌物量适中、微黄，无其他不适症状。

　　分别于月经期（G1 期）、卵泡中期（G2 期）、黄体中期（G3 期）取样，进行微生态检测和宏基因组测序。

　　微生态检测显微镜结果显示，月经期、卵泡中期、黄体中期均为正常菌群。

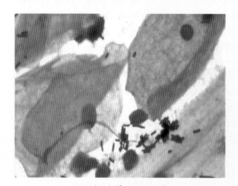
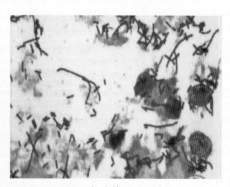

G1 期（第 2~3 天）　　　　　　　　　G2 期（第 7~8 天）

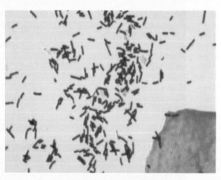

G3 期（第 21~22 天）

　　宏基因组测序分析阴道菌群，结果显示月经期、卵泡中期、黄体中期的菌群均相对稳定，以卷曲乳杆菌为优势菌；属水平图显示月经期、卵泡中期、黄体中期的菌群丰度高度均一。

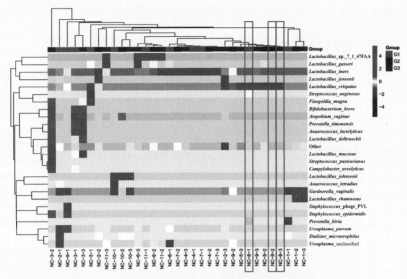

月经期、卵泡中期及黄体中期阴道菌群构成热图（种水平）

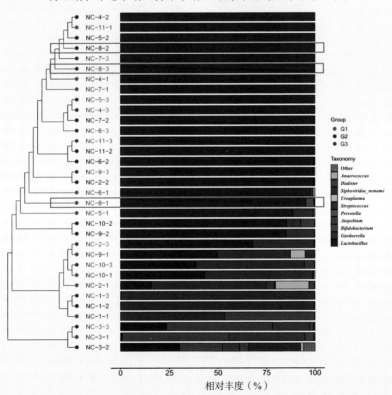

月经期、卵泡中期及黄体中期阴道菌群聚类树与柱状图组合图

（属水平）

志愿者菌群案例 9

29 岁，月经周期为 7/28 天，避孕套避孕，曾有 VVC 病史，近期备孕状态，饮食、休息规律，注意锻炼身体，自述阴道分泌物颜色微黄、量正常，无瘙痒、异味等其他不适症状。

分别于月经期（G1 期）、卵泡中期（G2 期）、黄体中期（G3 期）取样，进行微生态检测和宏基因组测序。

微生态检测结果显示，月经期表现为菌群异常，而卵泡中期与黄体中期显示均转为正常菌群。

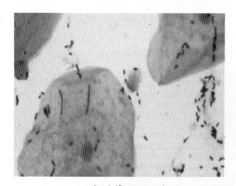

G1 期（第 2~3 天）

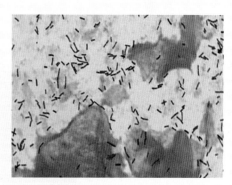

G2 期（第 7~8 天）

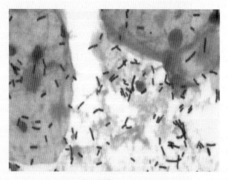

G3 期（第 21~22 天）

宏基因组测序分析阴道菌群，结果显示月经期以普雷沃菌、葡萄球菌、加德纳菌为优势菌，到卵泡中期、黄体中期均以卷曲乳杆菌为主；属水平图显示月经期阴道菌群较丰富。

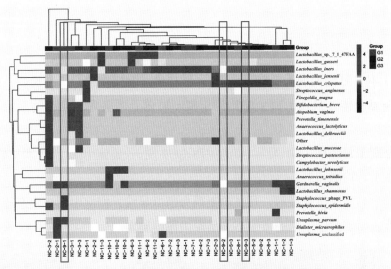

月经期、卵泡中期及黄体中期阴道菌群构成热图（种水平）

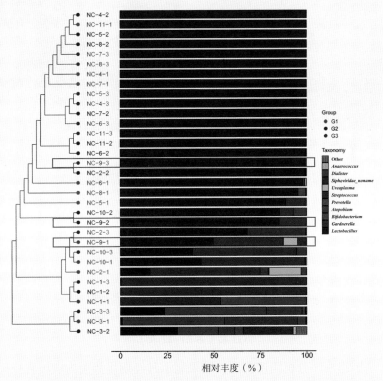

月经期、卵泡中期及黄体中期阴道菌群聚类树与柱状图组合图

（属水平）

志愿者菌群案例 10

31 岁，月经周期为 5/30 天，避孕套避孕，近期饮食、作息规律，平时较少锻炼身体，自述阴道分泌物量正常、微黄，无瘙痒、异味等其他不适症状。

分别于月经期（G1 期）、卵泡中期（G2 期）、黄体中期（G3 期）取样，进行微生态检测和宏基因组测序。

微生态检测结果显示，月经期表现为菌群异常，卵泡中期微生态转为正常菌群，而到黄体中期的微生态又呈现为菌群异常。

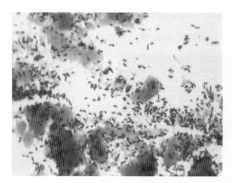

G1 期（第 2~3 天）

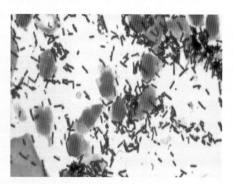

G2 期（第 7~8 天）

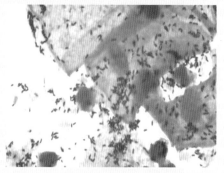

G3 期（第 21~22 天）

宏基因组测序分析阴道菌群，结果显示月经期优势菌为詹氏乳杆菌、链球菌、加德纳菌，到卵泡中期詹氏乳杆菌最多，而黄体中期以加德纳菌、詹氏乳杆菌为主；属水平图显示卵泡中期、黄体中期的菌群均较丰富。

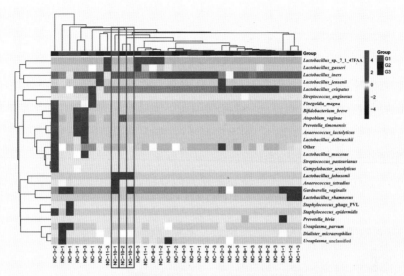

月经期、卵泡中期及黄体中期阴道菌群构成热图（种水平）

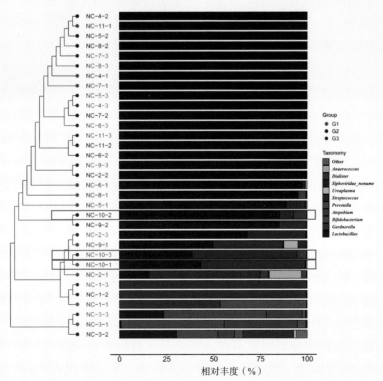

月经期、卵泡中期及黄体中期阴道菌群聚类树与柱状图组合图
（属水平）

志愿者菌群案例 11

37 岁，月经周期为 7/27 天，避孕套避孕，曾有 VVC 病史，近期由于工作原因经常熬夜，自述阴道分泌物稍微偏黄，无瘙痒、异味等其他不适症状。

分别于月经期（G1 期）、卵泡中期（G2 期）、黄体中期（G3 期）取样，进行微生态检测和宏基因组测序。

微生态检测结果显示，月经期表现为菌群抑制，而到卵泡中期与黄体中期的微生态结果都变为了 VVC。

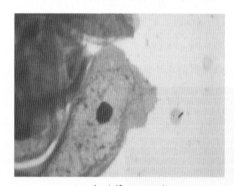 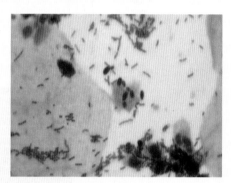

G1 期（第 2~3 天）　　　　　　　　　　G2 期（第 7~8 天）

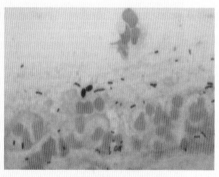

G3 期（第 21~22 天）

宏基因组测序分析阴道菌群，结果显示月经期以惰性乳杆菌、乳杆菌 -SP 为主，到卵泡中期惰性乳杆菌、乳杆菌 -SP 最多，而黄体中期以乳杆菌 -SP、格氏乳杆菌为主；属水平图显示月经期、卵泡中期、黄体中期的菌群丰度高度均一。

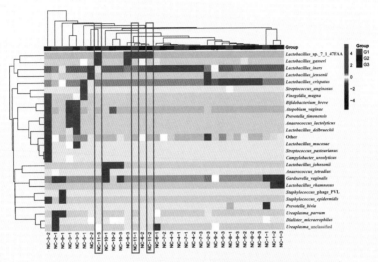

月经期、卵泡中期及黄体中期阴道菌群构成热图（种水平）

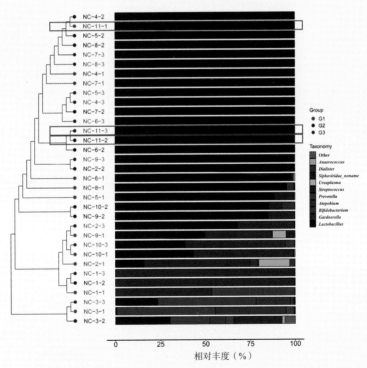

月经期、卵泡中期及黄体中期阴道菌群聚类树与柱状图组合图
（属水平）

（白会会 刘朝晖）